HYGIÈNE DE VIE ET CHLORDECONE

HYGIÈNE DE VIE ET CHLORDECONE

Jean-Noël NIRDÉ

Écrire un livre demande de préciser son intention et d'affiner sa pensée. C'est une expérience solitaire, pourtant, tout au long de la rédaction je me suis senti relié à toi, merci d'être celle que tu es.

Merci à Maïlie Saint-Hilaire pour ses informations précieuses.

« J'ai décidé d'être heureux parce que c'est bon pour la santé »

Voltaire

SOMMAIRE

AVANT-PROPOS

Nous sommes plus de 7 milliards d'humains sur cette Terre, et pourtant il n'y a que sur deux îles qui recensent un peu moins de 800.000 individus que ce scandale du chlordécone existe.

Aux Antilles, nous l'avons déjà tous entendu ou vu, ce mot : chlordécone. Dans l'imaginaire collectif, il est synonyme, à raison, de colère, d'effroi et d'injustice. Ce simple mot fait remonter des sentiments, qui peuvent nous faire perdre notre contrôle, qui peuvent faire perdre sa couronne à la raison et la destituer de son rôle de gouvernante.

Le constat est encore plus terrifiant lorsque l'on prend en compte les dernières données scientifiques, il faudrait plusieurs siècles pour éliminer ce pesticide de la nature…

Tant de personnes ont œuvrés et ouvrent toujours pour faire la lumière sur ce dossier et rendre justice, j'ai beaucoup de respect pour eux. Cette lutte est absolument nécessaire afin d'éclairer les consciences. Mais Platon disait : « On peut aisément pardonner à l'enfant qui a peur de l'obscurité. La vraie tragédie de la vie, c'est lorsque les hommes ont peur de la lumière. » Cette lumière, qui représente également la connaissance, est l'objectif profond de ce livre.

Le projet de ce livre prend son essence à la fin de ma formation de naturopathe à Bordeaux. J'ai commencé à nourrir cette forte curiosité afin de comprendre en profondeur le sujet et de déterminer ses implications au sein de

15

l'organisme. De nombreuses informations sur le sujet sont disponibles, mais ne sont pas regroupées au sein d'un seul et même livre, c'est ce que je propose. Que pouvons-nous faire aujourd'hui pour vivre au mieux avec ce pesticide ?

Totalement passionné par le vivant, j'ai voulu savoir si, à partir des connaissances scientifiques, il était possible de soutenir les fonctions de l'organisme dans la gestion de cet élément si nocif. Je considère que nous devons rester à notre place, c'est-à-dire celle d'un assistant qui façonne un environnement adéquat à l'expression la plus optimale de la force de vie que nous avons tous. L'assistant ne pilote pas, il ne dirige pas, c'est le corps qui sait, j'estime que nous devons l'écouter et ne pas le brusquer.

Le sujet du chlordécone est tragique, mais n'est-ce pas le sens de l'histoire ? On peut se demander si cela ne représente pas une conséquence logique et nécessaire à son développement. J'ai envie de croire que, malgré les circonstances, l'être humain est animé par une volonté incroyable de surpassement, une volonté d'aller de l'avant. L'objectif de cet ouvrage est de vous fournir des informations et des outils pratiques afin de devenir acteur de votre santé. Quoi de plus important que sa santé ? Comment imaginer que l'on puisse déléguer à autrui la responsabilité de ce précieux ?

Nos anciens étaient guidés par la logique et l'empirisme, en tant que naturopathe, je pense qu'il est en notre devoir de faire le pont entre ces deux mondes, la démarche scientifique et le bon sens. Car beaucoup d'individus ont malheureusement tendance à opposer ces deux pratiques. Créons des liens.

Puisse cet ouvrage vous éclairer et vous montrer qu'il est possible de prendre soin de soi en conscience.

HISTORIQUE

∴

« Ce n'est pas nous qui faisons l'histoire. C'est l'histoire qui nous fait.»

Martin Luther King

Nous sommes dans les années soixante-dix, dans la Caraïbe, plus précisément aux Antilles françaises. Situées entre l'Amérique du Nord et l'Amérique du Sud, ces îles permettent à l'Etat français de bénéficier d'une place militaire et économique ô combien importante, et ce, depuis plusieurs siècles. En effet, grâce à l'ensemble de ses anciennes colonies, l'Etat français, malgré ses quelque 698 130 km2 de superficie terrestre, dispose jusqu'à nos jours de l'une des plus grandes surfaces maritimes au monde...

À cette période de l'histoire, l'esclavage a été aboli il y a 120 ans, mais les cendres y sont toujours présentes. Les îles tentent tant bien que mal de se démener car, la lucrative exploitation de la canne à sucre a pris du plomb dans l'aile avec l'essor du sucre de betterave en Europe. Les détenteurs de terres agricoles de Martinique et de Guadeloupe recherchent une alternative tout aussi profitable financièrement que celle de la canne, et ce qu'importent les conséquences sur le plan écologique. Le choix de la monoculture s'impose encore une fois, avec son lot de désagréments…

Destruction de la biodiversité et de la vitalité de l'écosystème, perte de fertilité des sols, déforestation… Les monocultures ont de nombreux inconvénients. Entre autres, l'utilisation intensive de produits chimiques qui entraîne fatalement une pollution généralisée de l'environnement, mais qui aura également un fort impact sur l'être humain, puisqu'il fait partie de la nature.

Ce choix des producteurs se portera sur la banane, un fruit apprécié de tous, l'un de ceux les plus consommés à ce jour dans le monde après la pomme. Depuis l'arrivée des colons et avec l'essor de l'esclavage, les terres de la Guadeloupe et de la Martinique ont été exploitées de façon intensive avec un objectif unique : le rendement. Par la canne à sucre, le café, les épices, ou encore le cacao, ces terres pouvaient rapporter une manne financière importante à l'Etat colonial. Et la banane allait être la nouvelle trouvaille…

Si la vie était une salle de classe au sein de laquelle nous serions tous les élèves, notre professeur serait certainement la nature. Présente sur cette Terre bien longtemps avant nous, elle nous prodigue ses enseignements par son expérience ; encore nous faut-il être à son écoute… Observons attentivement une parcelle de terrain laissée à l'abandon, sans intervention humaine, nous nous apercevrons que c'est un ensemble incroyable d'organismes vivants qui interagissent entre eux et vivent en symbiose, ensemble ; la monoculture n'existe pas à l'état naturel, jamais. Vivre en collaboration, c'est la meilleure stratégie trouvée par la nature pour persévérer dans l'existence ; comme le disait le philosophe Spinoza par son explication du conatus, cet élan vital qui pousse tout organisme vivant à vouloir, coûte que coûte, rester en vie et prolonger son existence à travers des graines, ou pour les humains, des enfants…

Aujourd'hui, la banane est un pilier économique des Antilles françaises ; la Guadeloupe et la Martinique en produisent 270 000 tonnes chaque année dont 70 % partent pour l'Hexagone. Il faut savoir que les bananes comestibles sont le résultat d'un accident génétique naturel qui a abouti à la chair sans pépins que nous apprécions aujourd'hui.

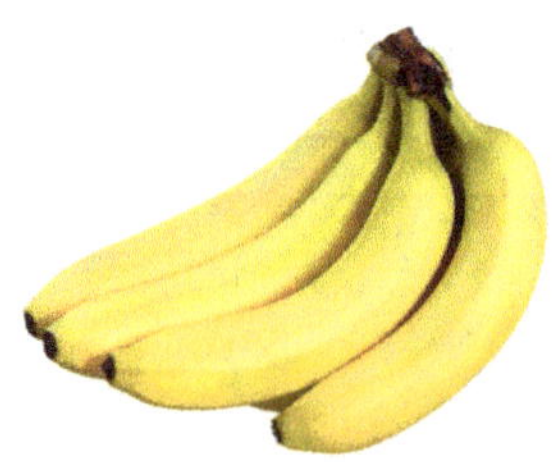

Il faut savoir que les bananes comestibles sont le résultat d'un accident génétique naturel qui a abouti à la chair sans pépins que nous apprécions aujourd'hui. La quasi-totalité des bananes vendues dans le monde occidental fait partie du sous-groupe dit Cavendish et est presque identique sur le plan génétique. Ces fruits sont stériles et ne peuvent se multiplier que via le clonage, soit grâce à des drageons et des boutures prélevés sur la tige souterraine du bananier, soit via la culture in-vitro de tissus végétaux. Mais un insecte est particulièrement friand du bananier : le charançon noir.

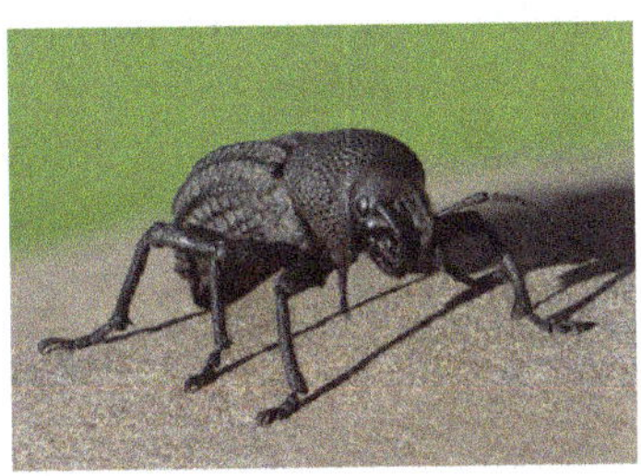

Avec l'exportation de plantes originaires du sud-est asiatique, il a progressivement colonisé toutes les zones tropicales qui cultivent la banane au milieu du XIXe siècle. On le rencontre le plus souvent entre les gaines foliaires, dans le sol, à la base des pieds de bananiers, ou dans les débris végétaux. Il a une activité nocturne et se déplace en marchant sur le sol. La majorité de la population de charançons peut rester très longtemps sur un même plant.

Ce ravageur creuse des galeries dans le bulbe des plants, dans leur système racinaire et occasionne des dégâts qui limitent l'absorption des éléments nutritifs, réduisent leur vigueur des plants, retardent leur floraison, accroissent leur sensibilité aux autres ravageurs et maladies d'origine tellurique et augmentent les risques de chute des plants porteur du régime.

Ce petit insecte, de 15 millimètres, a fortement contrarié les objectifs des exploitants de l'époque, mettant en péril tout un système économique basé sur la monoculture. L'arrivée du charançon, était-elle un coup du sort ? Une malédiction ? Le hasard ? Le hasard semble être le mot choisi dans notre société pour définir les conséquences dont on ne connaît pas les causes...

La prévention contre l'invasion du charançon passe notamment par une rotation de la culture. L'utilisation de matériel végétal sain, de préférence des plants issus de vitro plants, est préconisée. Comprendre les causes de cette invasion, mettre en place des actions pérennes tant sur le plan économique qu'écologique, cela demande du temps et de l'attention… Deux éléments que les exploitants de l'époque ont balayés d'un revers de la main, en optant pour une solution beaucoup plus radicale : le chlordécone.

Entre 1970 jusqu'aux années 1990, des centaines de tonnes de ce pesticide ultra toxique sont déversées sur les bananeraies de Guadeloupe et Martinique ; il est connu sous le nom de "chlordécone" (molécule organochlorée). Aujourd'hui, la quasi-totalité de ces deux îles a été exposée par ce produit, laissant les sols contaminés pour des siècles [INRA 2011]. Pourtant, le gouvernement français connaissait les dangers du chlordécone, et plus le temps passe, plus les preuves de ces méfaits s'accumulent...

Le chlordécone est une substance de la famille des organochlorés, il est très stable et se dégrade très lentement dans l'environnement, c'est pourquoi il contamine durablement les sols des parcelles sur lesquelles il a été utilisé à cette période. La pollution des terres se diffuse progressivement par l'infiltration des eaux, du sol vers les nappes souterraines, les rivières et les milieux marins. Cet insecticide peut également contaminer certains végétaux, mais aussi des animaux terrestres, aquatiques et marins, et ainsi se retrouver dans la chaîne alimentaire.

Le mode d'épandage du chlordécone, qui se présentait sous forme de poudre blanche, était réalisé par application manuelle au sol, principalement autour des pieds des bananiers, mais aussi pour d'autres cultures. Contrairement à certaines idées reçues, il est important de préciser que l'épandage aérien du chlordécone ne s'est jamais pratiqué.

Le résultat de ce qui s'avérait être une solution efficace est bien triste : près de trente ans après son interdiction aux Antilles, cet insecticide est retrouvé en grande quantité dans l'environnement et engendre une pollution diffuse depuis les sols. En cause, l'utilisation du glyphosate, herbicide utilisé dans le monde entier, qui, en détruisant les racines des végétaux, favorise l'érosion des sols et la libération du chlordécone qu'ils retiennent depuis la fin des années 1990 [Sabatier P, 2021].

Pour comprendre comment ce pesticide a pu être utilisé si longtemps, faisons un bref détour dans le passé…

Pour éradiquer le charançon, l'Industrie des Fruits et Agrumes Coloniaux (IFAC) met en place un essai du Képone (chlordécone) en Martinique. Synthétisé en 1950 par les chimistes Gilbert et Giolito, le chlordécone, comme nous l'avons précédemment indiqué, est un pesticide très toxique ; il fait partie de la famille des DDT (Dichloro-Diphényle-Trichloro-Ethane), et est connu pour être un pesticide chimique qui fait ses preuves. Dès 1963, une étude effectuée par James Huber de l'université de l'Etat d'Ohio démontre sa toxicité chez la souris et chez la poule.

En France, la commission des toxiques rejette son homologation avec comme motif : danger pour la santé animale. La toxicité aigüe du produit est moyennement élevée, en revanche sa toxicité à court terme et long terme fait apparaître des effets néfastes nets, avec un stockage considérable dans les graisses des animaux utilisés pour les tests. Une étude sur les rats, avec un régime de 50 ppm (Partie par million : ce qui représente une unité de mesure) a provoqué la mort de tous les animaux au bout de six mois. L'intoxication se traduit principalement par des effets au niveau du foie et des reins. Dès 1968, le Comité d'étude des produits antiparasitaires à usage agricole soulève le risque de contamination du milieu environnemental par le chlordécone.

Cependant, en coulisse, la société SEPPIC (Société d'exploitation de produits pour les industries chimiques) dépose plusieurs demandes d'homologation du produit, qui sont rejetées. Mais en 1971, le Képone est finalement rétrogradé, passant de produit toxique à produit dangereux, par le Comité d'étude des produits antiparasitaires à usage agricole. Cette rétrogradation de la dangerosité du produit marquera de son empreinte les prémices de sa commercialisation avec en perspective de juteux bénéfices… En février 1972, par une nouvelle demande d'homologation de la société SEPPIC, le Comité d'étude accorde une autorisation provisoire de vente d'une année au « Képone 5 % SEPPIC », signée par Jacques Chirac, alors ministre de l'Agriculture. L'argument avancé est que le dosage de ce produit est moindre que celui de l'HCH, un autre organochloré.

En 1974, les agences de pollution de l'air, de contrôle des eaux et la mairie d'Hopewell aux États-Unis alertent sur des risques de pollution causés par les conditions de production industrielle de la molécule, sans protection adaptée pour les salariés et avec des effluents aquatiques et gazeux dans le fleuve James.

En 1975, nouvelle alerte, dans une usine de Virginie qui fabrique du chlordécone, lorsqu'un fort taux de concentration de la molécule chlordécone est retrouvé dans le sang d'un ouvrier à hauteur de 7,4 µg/L (µg : microgramme). Selon les analyses, les individus les plus contaminés ont développé des atteintes du système nerveux, une hypertrophie du foie et une perte de la fertilité masculine ; l'usine ferme, et l'année suivante, le chlordécone est interdit aux États-Unis. Cela reste à ce jour l'une des plus grandes catastrophes écologiques de l'histoire de ce pays. Pendant ce temps, le comité d'homologation français prolonge l'autorisation provisoire de vente du chlordécone [RAK le média].

Finalement, la France interdit la substance en 1990, mais l'État accorde quand même deux dérogations pour son emploi aux Antilles. Premièrement, parce que l'entreprise qui fournit le pesticide aux producteurs locaux en détient encore des stocks très importants, deuxièmement en raison de l'absence de solutions alternatives efficaces, selon le député martiniquais de l'époque. Jusqu'en 1993, le chlordécone continue donc d'être utilisé massivement aux Antilles.

Par son ampleur et sa persistance dans le temps, la lutte contre cette pollution est aujourd'hui un véritable enjeu sanitaire environnemental, agricole, économique et social. Les services de l'État, localement, ont mis en évidence la présence du chlordécone dans des captages d'eau potable en 1999, puis dans le transfert de la molécule dans les légumes racines et organismes aquatiques en 2002. Cette découverte a déclenché des travaux d'évaluation et de gestion des risques pour la santé ainsi que des recherches sur la contamination de l'environnement et de l'alimentation.

Depuis, de nombreuses études ont été menées pour améliorer les connaissances sur le chlordécone et ses mécanismes de transfert, l'exposition de la pollution et ses effets sur la santé. Compte tenu des risques liés à la consommation régulière d'aliments contaminés, des normes ont été établies pour protéger les consommateurs. La population en a été avertie pour adapter son alimentation et minimiser le risque d'exposition.

Parallèlement, des mesures techniques et financières sont également prises pour aider les producteurs touchés par la pollution à adapter leur activité. Les premières mesures mises en œuvre dès 1999 puis en 2002-2003 ont été renforcées par les plans de lutte contre la pollution au chlordécone en Martinique et en Guadeloupe.

À l'heure actuelle, le chlordécone est reconnu comme cancérigène, mutagène et reprotoxique (troubles de la reproduction à travers les organes reproducteurs).

Des résidus ont été retrouvés dans le lait maternel, le sperme, le sang et surtout dans le cerveau, qui est en temps normal protégé par la barrière hémato-encéphalique. On note ainsi au niveau du cerveau, des troubles de la mémoire, des tremblements, mais également des troubles de la motricité, dus à la contamination au chlordécone. [Multigner L, 2016].

Les femmes enceintes présentent des risques de prématurité, de fausses-couches ; on observe des perturbations de motricité fine chez l'enfant. La motricité fine concerne les mouvements précis qui sollicitent les petits muscles et notamment ceux de la main et des doigts. Saisir un objet, le lancer, le porter à sa bouche, mais aussi découper ou dessiner font partie de ces mouvements fins. Des dérèglements au niveau de la reine des glandes hormonales, la thyroïde, ont aussi été constatés. Enfin, plus la teneur en chlordécone dans le sang est élevée plus le risque d'un accouchement prématuré augmente.

L'étude Kannari de 2018 révèle que plus de 90 % de la population Guadeloupéenne présente du chlordécone dans le sang, 92 % chez les Martiniquais. Cependant, ces chiffres sont contrastés, car 5 % des participants ont une imprégnation au moins dix fois plus élevées que l'imprégnation moyenne.

En Martinique à partir de 2005, nous observons une dégradation progressive du sperme tant par le nombre de spermatozoïdes que par la qualité de ces derniers, le sperme devient peu fécondant. De surcroît, des expériences sur des souris ont montré une altération du sperme à la 2e et 3e génération suivant l'exposition.

L'infertilité féminine est, au même titre, un sujet important : une étude a montré que l'exposition de souris gestantes au chlordécone entraîne chez la portée femelle un retard de puberté et une atteinte du développement normal des follicules ovariens. Chez les femmes à la Martinique, l'étude Timoun fait remarquer une dégradation de la qualité des ovules à partir de l'âge de 30 ans. Ceci rend les ovules moins fécondables.

Après avoir contextualisé les causes de l'utilisation de ce pesticide, nous allons aborder ses conséquences sur les terres.

« Il y a moins de désordre dans la nature que dans l'humanité. »

Edgar Morin

À la suite de l'utilisation du chlordécone, principalement dans les bananeraies, les sols des parcelles où le pesticide était utilisé sont restés contaminés malgré l'interdiction du chlordécone en 1993. En effet, ce pesticide est très persistant du fait de sa structure chimique, il est très stable et difficilement soluble dans l'eau.

Les sols des Caraïbes sont riches en matière organique et en argile, retenant efficacement cette molécule et ne se dégradant pas. Néanmoins, l'utilisation du glyphosate depuis les années 1990 a eu pour incidence de dégrader les sols et donc de relarguer le chlordécone dans l'environnement. La quantité de chlordécone que le sol peut retenir dépend de la quantité de matière organique dans le sol et de la nature de son argile. Par conséquent, le chlordécone persiste longtemps dans l'environnement. On estime qu'en fonction de la nature du terrain, cela peut prendre de plusieurs décennies à 600 ans pour éliminer la contamination par lessivage.

On considère que le chlordécone a contaminé les sols de la majorité des parcelles utilisées pour la culture de la banane, mais également une partie des parcelles utilisées à d'autres usages (légumes racines, avocat, maraîchage, etc.).

Cela représente environ 14 000 hectares de surfaces agricoles en Martinique sur les 40 000 qu'elle comptait dans les années 1970-1980, soit 13 % du territoire total.

Comprendre et localiser les parcelles à risque pour la production alimentaire est déterminant. Un effort de collecte et de coordination des données générées au cours des 15 dernières années vise principalement à garantir la qualité des aliments. Il est conçu pour mettre les données à la disposition des services et des institutions qui en ont besoin.

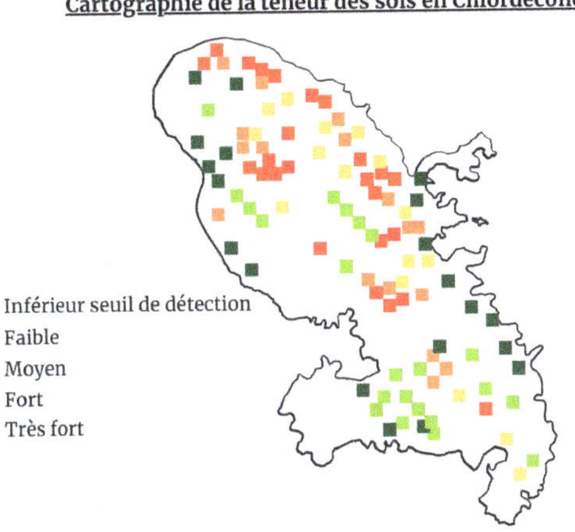

La Martinique dispose de capacités d'analyse des sols, de l'eau et des denrées. Des recherches sont en cours pour trouver des solutions de dépollution. À ce stade, les techniques de dépollution par les plantes, bactéries ou par ajout de produits chimiques semblent avoir une efficacité trop limitée pour être mises en œuvre. On sait que la majorité des sols agricoles n'est pas du tout contaminée ; 70 % sont en deçà du seuil selon lequel les végétaux les plus sensibles, racines et tubercules, peuvent être cultivés. Les zones à risques se retrouvent principalement dans le Nord et dans le centre atlantique ainsi que dans les grandes plaines de culture.

Qu'en est-il de l'agriculture ?

À partir d'un certain seuil de chlordécone dans le sol, la molécule contamine certaines cultures vivrières sensibles. Environ 7 000 hectares des terres martiniquaises ne conviennent pas aux plantes les plus sensibles. Ces plantes sensibles, en particulier les racines et les tubercules, comme les patates douces, les ignames, ou encore le chou chinois, les courges et la laitue, peuvent être contaminés dans des sols fortement pollués. Pour les autres plantes, 100 % de terre arable est disponible, car ces plantes ne sont pas sensibles au Chlordécone. Par exemple, les bananes, les arbres fruitiers, les ananas, les tomates et les aubergines ne sont pas contaminées. Depuis mars 2003, il est conseillé aux agriculteurs d'analyser leurs parcelles pour éviter la contamination des plantes qu'ils souhaitent cultiver.

En effet, les agriculteurs sont responsables de la qualité de leurs produits mis sur le marché. Dans le cadre de ce dispositif de prévention, chaque agriculteur bénéficie d'analyses de sol gratuites avant la plantation afin d'adapter son plan de culture. Ils bénéficient pour cela d'un accompagnement par les instances publiques, instituts de recherche, chambres d'agriculture, instituts techniques et administrations.

En 2009-2010, 130 agriculteurs ont bénéficié d'une aide à la reconversion pour mieux s'adapter et gérer le risque. Depuis 2002, la Direction de l'Alimentation, de l'Agriculture et de la Forêt (DAAF) et la Direction Régionale des entreprises, de la concurrence, de la consommation, du travail et de l'emploi (DIECCTE) contrôlent les mesures de précaution et les produits agricoles.

Pour les jardins créoles, toute personne cultivant un jardin créole pour sa propre consommation peut faire analyser gratuitement la terre de son jardin par la FREDON (organisme à vocation sanitaire). Si le sol dépasse 100 µg/kg de chlordécone, les conseillers pour les jardins familiaux de l'IREPS (Instance Régionale d'Education et de Promotion de la Santé) peuvent intervenir à domicile pour prodiguer des conseils de culture ou d'élevage afin de réduire les risques d'exposition à la chlordécone. Si des précautions particulières ne sont pas prises pour la culture des plantes sensibles, racines, et toutes les plantes dont les parties consommées sont enterrées au-delà de 250 µg de chlordécone/kg de sol sec, leur consommation doit être espacées et remplacée par des légumes non-sensibles à la consommation. Un lavage soigneux et un épluchage épais des légumes permettent aussi de limiter les risques liés au chlordécone.

Notons que la cuisson ne dégrade pas le chlordécone, très stable à la chaleur, en effet, la molécule se dégrade entre 450 et 500°. Il est donc fortement recommandé d'éplucher ses légumes avant cuisson.

La nature est présente sur la Terre bien avant nous. Pleine de sagesse, elle nous montre le chemin à suivre. Le chemin de la nature, c'est justement la définition de la naturopathie…

NATUROPATHIE

• •

• •

« Le médecin du futur ne donnera pas de médicaments ; il formera ses patients à prendre soin de leur corps, à la nutrition et aux causes et à la prévention des maladies. »

Thomas A. Edison

La naturopathie est reconnue comme « médecine non-conventionnelle » par la résolution européenne du 29 mai 1997 en faveur de l'intégration des « médecines non-conventionnelles » et comme « médecine traditionnelle » par l'Organisation Mondiale de la Santé (OMS), aux côtés des médecines chinoises et ayurvédiques.

Elle s'inscrit dans une dynamique de complémentarité avec la médecine conventionnelle et avec les autres types de thérapies, au service d'une approche intégrée de la santé. À la fois éducative et préventive, la naturopathie constitue une synthèse des méthodes naturelles de santé. Elle s'appuie sur les lois du vivant afin d'équilibrer le fonctionnement de l'organisme, d'optimiser la vitalité et de retrouver, de maintenir ou de renforcer la bonne santé.

La naturopathie s'appuie sur cinq fondements :

Le <u>causalisme</u> : la naturopathie vise à toujours rechercher la cause première des troubles, dont les symptômes ne sont que la conséquence.

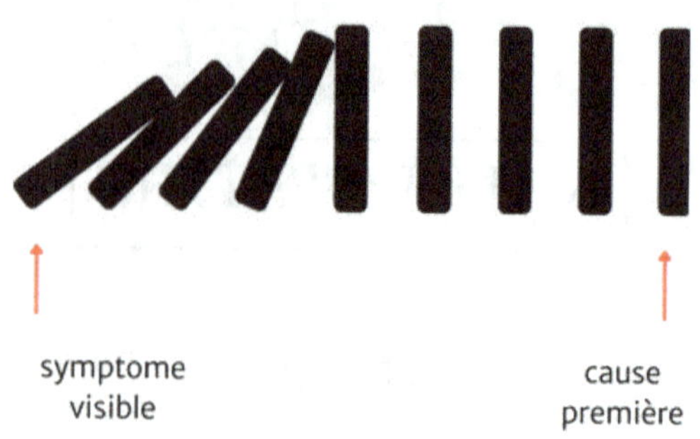

Le <u>vitalisme</u> : la naturopathie croit en la faculté d'auto-guérison du corps, car dans ce dernier sommeille une véritable force de vie, un élan vital qui ne s'échappe qu'à la mort. Nommée « Qi » chez les chinois, « Prana » chez les hindous, ou encore « Ka » chez les égyptiens, cette force de vie dirige et orchestre toutes nos fonctions organiques.

L'<u>humorisme</u> : il considère que les différentes maladies ne sont que des manifestations diverses et variées d'un mal profond et unique, dû à l'accumulation de différents déchets et poisons regroupés sous le terme de "toxémie". Les humeurs, ce sont les liquides dans le corps : le sang, la lymphe, qui correspond au liquide dans lequel baignent les cellules (lymphe interstitielle), et le liquide dans les cellules. Ces liquides représentent 70 % du poids du corps.

Les excès alimentaires, le stress, les émotions négatives, mais aussi les carences et le manque de circulation perturbent ces liquides qu'il faut impérativement filtrer pour faire sortir les toxines et les toxiques (il s'agit du rôle des organes tels que les reins, les intestins, la peau, les poumons ou le foie.)

L'<u>hygiénisme</u> : ou l'application d'un mode de vie individualisé intégrant des habitudes bénéfiques à la santé telle qu'une alimentation saine, des exercices physiques, un sommeil de qualité, une bonne gestion du stress, des contacts réguliers avec l'environnement naturel…

Et enfin l'<u>holisme</u> : originaire du grec « holos » qui signifie "entier", c'est la prise en compte de l'individu dans sa plus grande totalité possible : physique, physiologique, émotionnelle, mentale, sociale et environnementale. L'être humain n'est pas uniquement chair et os, nous sommes aussi des émotions, des pensées, des bactéries, des atomes, de l'énergie, des croyances plus ou moins religieuses ou spirituelles.

Le naturopathe s'intéresse à la personne dans son ensemble et à ses interactions avec son environnement. Il adapte et individualise son accompagnement et ses conseils à partir du bilan de vitalité et de terrain qu'il établit. Sa démarche est axée sur la prévention par l'éducation et la responsabilisation, offrant ainsi à chacun la possibilité de devenir acteur de son bien-être et autonome vis - à - vis de sa santé.

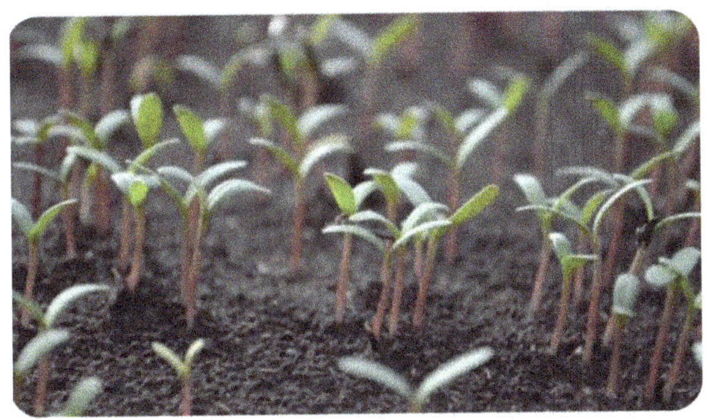

La notion de terrain est importante à prendre en compte. En effet, la meilleure des graines ne pourra pas offrir son plein potentiel sur un terrain inapproprié, sans nutriments, appauvri. Il en est de même pour nous êtres humains, le terrain représente en premier lieu la génétique, notre constitution physique et mentale de naissance, notre hérédité, notre éducation, nos valeurs et croyances.

J'apprécie de me référer à des personnalités qui ont marqué l'histoire… Et comme le mentionnait l'écrivain et philosophe Jean-Paul SARTRE, le plus important, c'est ce que l'on fait de ce que l'on a fait de nous, et cela porte un nom : l'épigénétique. Cette discipline symbolise l'intégralité de notre environnement alimentaire, émotionnel, en bref notre hygiène de vie globale qui impacte l'état de notre terrain. Cette notion particulière de terrain en naturopathie est également liée aux forces et aux faiblesses de nos organes qui nous renseignent sur nos états physiques et psychologiques, mais aussi sur la toxémie, c'est-à-dire l'encrassement de nos liquides organiques scindés en toxines, ces dernières issues de notre métabolisme et de toxiques extérieurs (pollutions, pesticides, perturbateurs endocriniens).

Il existe des préjugés qui ont la peau dure, comme croire qu'être naturopathe se limite exclusivement au savoir des plantes, c'est bien plus que cela. L'alimentation, ou l'art de bien manger, est une technique majeure de la santé naturelle, nous en verrons un peu plus loin les fondements de base, en prenant en compte que toute démarche doit être individualisée.

L'activité physique est également un outil majeur au même titre que la gestion des émotions. Ces activités doivent être adaptées à l'individu et à sa force vitale du moment. En excès, le sport provoque du stress pour l'organisme.

Méditation, contact avec les éléments naturels, relaxation, respiration : la gestion du stress est un enjeu de santé majeur que l'on ne peut occulter dans nos modes de vie actuels. Toute démarche de santé s'appuie d'abord sur ces trois piliers fondamentaux, à savoir l'alimentation, l'activité physique et la gestion du stress que nous venons de mentionner.

On retrouve en complément l'utilisation des plantes, ou la phytothérapie. Nos îles sont pourvoyeuses d'une quantité incroyable de plantes aux différentes propriétés thérapeutiques, et il serait bien dommage de s'en priver...

Le naturopathe dispose également, dans sa trousse à outils de santé naturelle, de l'utilisation de l'eau, en usage interne (hydrothérapie) ou externe (bains dérivatifs, saunas, bains froids).

Les techniques réflexes consistent à utiliser certains points stratégiques du corps humain (pieds, mains, oreilles) et à y exercer des points de pression pour stimuler une zone de l'organisme (réflexologie plantaire).

Les techniques manuelles (massages non-médicaux de type californien, onctions aromatiques) visent à faire bouger les liquides du corps pour favoriser l'élimination des toxines.

Les techniques respiratoires, que nous aborderons dans un autre chapitre et dont je vous avoue être un grand adepte, ont pour objectif de libérer le diaphragme et de retrouver une respiration abdominale afin d'oxygéner correctement le corps (cohérence cardiaque, respiration yogique, etc.).

Les techniques vibratoires agissent sur les sons et les couleurs (luminothérapie, chromatothérapie, etc.), tandis que les techniques énergétiques (aimants, reiki, etc.) permettent de libérer les énergies et les points de blocage.

La trousse à outils est vaste, chaque thérapeute a le loisir de choisir les méthodes qu'il veut pratiquer selon ses affinités ; le but reste de permettre au consultant de retrouver le chemin de la santé. La naturopathie a un but préventif, mais elle a également un rôle à jouer dans la guérison. Si je puis me permettre, je pense qu'il convient de ne pas confronter les différentes médecines, mais plutôt de les combiner, car l'objectif premier reste la santé. La médecine de demain est une médecine qui intègre le médecin conventionnel, le diététicien, le naturopathe, le sophrologue, le kiné, le psychologue, etc.

L'être humain fait partie intégrante de la nature, avoir des échanges avec elle c'est la respecter. Les échanges d'informations dans le corps, eux, passent par deux voies, la voie nerveuse et la voie hormonale. Ce dernier système de communication est entravé par le chlordécone. Faisons un peu plus connaissance avec lui…

SYSTEME ENDOCRINIEN

• •

• •

« La connaissance est l'unique bien dont personne ne peut te dépouiller. »

Ron Rash

Le système hormonal régit de nombreuses fonctions dans le corps, notamment la sécrétion d'hormones. Une hormone est une substance chimique produite dans le corps par des tissus appelés glandes endocrines. Ces dernières jouent un rôle de messager.

En effet, les glandes produisent les hormones, les déversent dans le sang, où elles seront transportées vers les organes cible, cellules cible. Arrivées au tissu, les hormones vont moduler le fonctionnement des cellules en se fixant sur des récepteurs présents sur leurs membranes ; elles ont plusieurs champs d'action :

- Reproduction et développement sexuel

- Développement embryonnaire

- Croissance, réparation des tissus

- Défense contre les agressions physiques et le stress

- Modulation du système immunitaire

33

- Maintien des concentrations en eau, électrolyte et éléments nutritifs

- Métabolisme cellulaire

Ce qui est important de comprendre, c'est que l'ensemble des hormones interagissent entre elles en créant une harmonie interne.

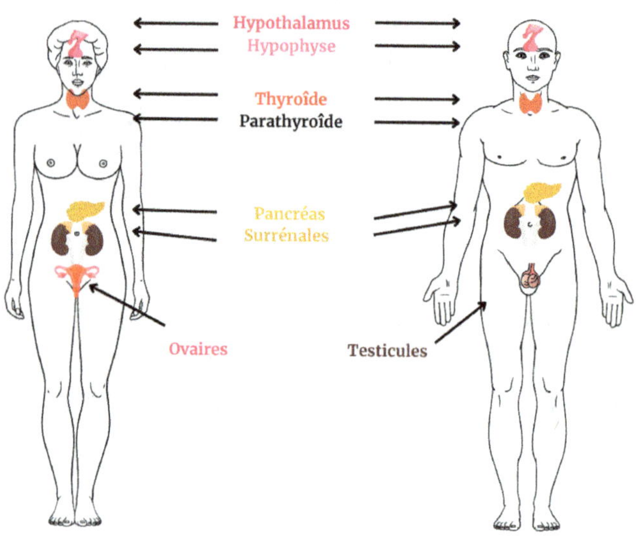

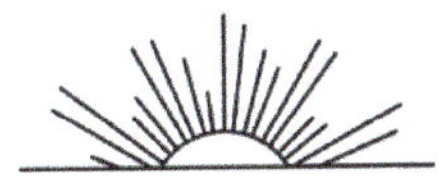

L'HYPOTHALAMUS

L'hypothalamus est une petite glande située au cœur du cerveau. Tour de contrôle de toute la régulation hormonale, il travaille en duo avec l'hypophyse à qui il ordonne de stimuler une hormone périphérique sous l'influence de notre alimentation, notre environnement, notre activité physique, nos émotions, etc.

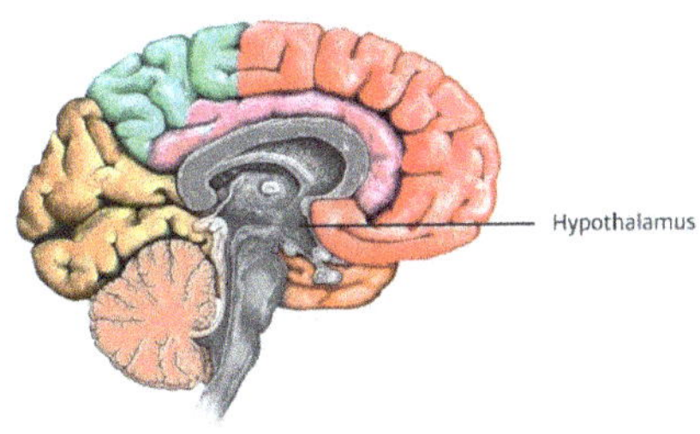

TRH	GHRH/ GNRIH	CRH	GnRH
Hormone thyréotrope	Somatocrine/ Somatostatine	Corticolibérine	Gonadolibérine
Elle stimule la TSH, qui régule nos hormones thyroïdiennes	Libération ou inhibition de l'hormone de croissance	Elle favorise la production par l'hypophyse de l'ACTH, intervenant notamment dans les défenses de l'organisme face au stress	Elle stimule la sécrétion de deux hormones intervenant dans la synthèse des hormones sexuelles (œstrogènes, progestérone et testostérone)

L'HYPOPHYSE

Sous la dépendance de l'hypothalamus, elle sécrète également des hormones régulatrices de différentes fonctions corporelles.

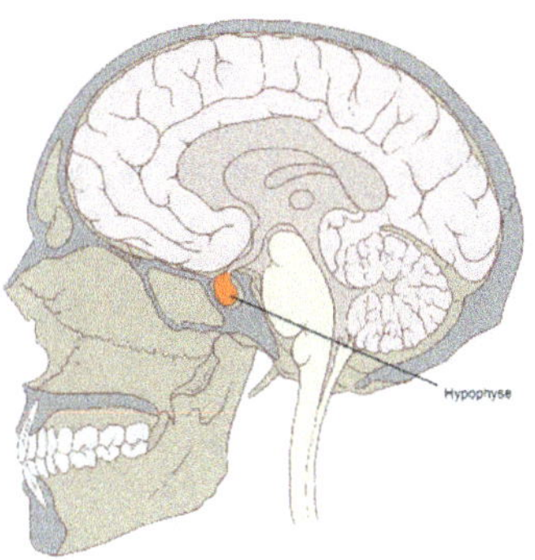

Du fait de la nature de ses sécrétions hormonales, l'hypophyse joue un rôle essentiel dans le métabolisme, la croissance et la reproduction.

TSH	GH	ACTH	FSH/ LH
Thyréotrophine	Hormone de croissance	Corticotophine	Hormones folliculo-stimulantes (FSH) et lutéinisantes (LH)
Stimule la sécrétion de la T3 et T4 par la glande thyroïde	Stimule la croissance et la division cellulaire, surtout celles des os et des muscles.	Stimule la production du cortisol, de l'adrénaline, de l'aldostérone et de la DHEA	Stimulent la sécrétion de la testostérone, des œstrogènes et de la progestérone

L'hypothalamus est le chef de file qui dirige les autres glandes, à commencer par l'hypophyse. Celle-ci à son tour sécrète des hormones qui auront un impact sur les glandes périphériques.

Une vue globale des rôles et fonctions des différentes glandes annexes avec la thyroïde, les parathyroïdes et les surrénales :

THYROIDE

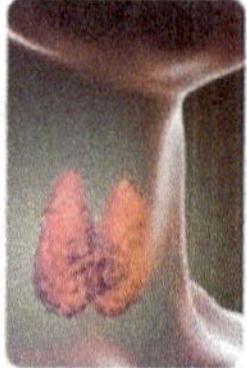

- Régulation du métabolisme énergétique
- Régulation du développement du cerveau et des os
- Température corporelle
- Détoxification et drainage de l'organisme

Hormones :
T3
T4

PARATHYROIDE

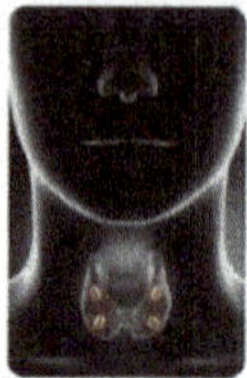

Régulation du métabolisme phosphocalcique

Hormone :
Parathormone

SURRENALES

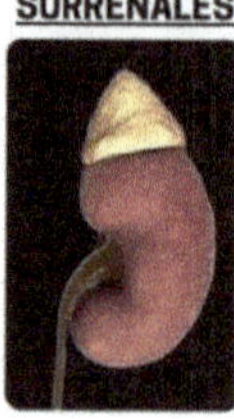

- Alerte l'organisme en cas de danger
- Régulation de la glycémie
- Régulation de l'équilibre hydrique
- Régulation de la pression artérielle

Hormones :
Cortisol
Aldostérone
Adrénaline
DHEA

Le pancréas, les testicules et les ovaires

PANCREAS

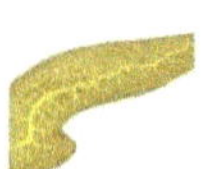

- Régulation de la glycémie (taux de sucre sanguin)
- Régulation du stockage des graisses
- Synthèse musculaire

Hormones :
Insuline
Glucagon

TESTICULES

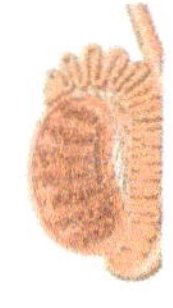

- Reproduction
- Développement des organes sexuels
- Maintien du tonus musculaire
- Favorise la libido

Hormones :
Testostérone

OVAIRES

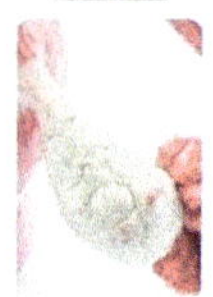

- Reproduction
- Développement des organes sexuels
- Régulation des graisses
- Protection du cœur et du cerveau

Hormones :
Œstrogènes
Progestérone

Ces brèves explications nous ont permis de voir que le système hormonal est un réseau important de communication dans l'organisme. Certains éléments peuvent nuire et entraver fortement cette communication : on les appelle les perturbateurs endocriniens. Et pour gagner une guerre, couper les moyens de communication de l'ennemi s'avère d'une redoutable efficacité...

LES PERTURBATEURS ENDOCRINIENS

Marc Aurèle

Nous allons tenter de comprendre cette notion, très d'actualité depuis le scandale lié au chlordécone. Les perturbateurs endocriniens sont des substances ou des mélanges chimiques capables de modifier le fonctionnement du système hormonal. Ils sont susceptibles d'avoir des effets nocifs tant chez les individus qui y sont exposés que sur leur descendance. Ils peuvent avoir des conséquences néfastes sur des fonctions aussi essentielles que la reproduction, la croissance, le développement ou encore le métabolisme.

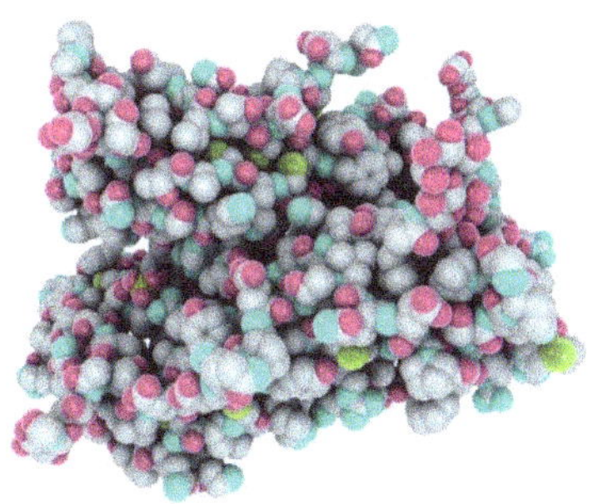

Ceux-ci agissent selon trois mécanismes principaux ; ils peuvent :

41

• Imiter l'action d'une hormone et provoquer des réactions inopportunes dans l'organisme,

• Bloquer l'action d'une hormone en l'empêchant d'agir sur ses cellules cible,

• Perturber la production, le transport, l'élimination ou la régulation d'une hormone ou de son récepteur.

La pollution environnementale atteint de nos jours des proportions record. Nous sommes en contact permanent avec des polluants chimiques issus de notre environnement, de l'alimentation (conservateurs et colorants chimiques, résidus de pesticides ou d'herbicides, antibiotiques, nitrates et autres carcinogènes), des produits de consommation courante (cosmétiques, emballages, dentifrices, produits d'entretien, etc.).

Nous sommes exposés à une multitude de substances nocives pouvant perturber nos hormones et favoriser le développement de certaines pathologies. L'action des perturbateurs endocriniens est plus sensible à certaines périodes de la vie, en particulier durant la période fœtale, la petite enfance et la puberté. À ces périodes, les organes sont en formation ou en développement, et sont soumis à la régulation des hormones, ce qui les rend particulièrement sensibles à leur action.

Parmi les substances chimiques les plus problématiques figurent les parabènes, les phtalates, les retardateurs de flamme bromés, les tensioactifs fluorés, les dioxines, le bisphénol A, le perchlorate et les pesticides (dans lesquels on retrouve le chlordécone).

Ces perturbateurs ont un impact négatif sur les système nerveux, hormonal, digestif, immunitaire, musculaire, cardiovasculaire et pulmonaire, et interviennent dans la genèse de nombreux cancers.

Les pesticides en particulier sont reconnus comme facteurs aggravants dans le développement de certains cancers (testicules, prostate), de la maladie de Parkinson, de troubles neurologiques, de puberté précoce…

L'on sait depuis maintenant des années que les perturbateurs endocriniens diminuent la production de testostérone et de sperme chez l'homme et affectent le cycle des œstrogènes chez la femme. Cela entraîne plusieurs problématiques telles que les syndromes de fatigue chronique, les problèmes de fertilité rencontrés par de plus en plus de couples...

L'exposition chronique à ces molécules interfère avec des signaux envoyés par le système digestif au cerveau ; ils servent à savoir si on a suffisamment mangé (ils analysent en fait notre niveau de satiété.) Quand ce système de signalisation est perturbé, nous mangeons trop et grossissons. D'ailleurs, l'alimentation moderne et industrialisée est également fortement addictive, ce qui perturbe davantage la régulation de la faim, de la satiété, de l'énergie et favorise encore plus le stockage des graisses.

Une majorité des perturbateurs endocriniens produits industriellement sont des molécules halogénées. On retrouve des molécules similaires dans la composition de nos hormones thyroïdiennes. Ainsi, de nombreux perturbateurs endocriniens, soit de façon directe soit par effet cocktail, peuvent perturber dans le corps l'axe Hypothalamus-Hypophyse-Thyroïde (fonctionnement thyroïdien) et l'axe Hypothalamus-Hypophyse-Surrénales (axe du stress). Or, ces deux axes fonctionnent en synergie et ils sont nécessaires à la fois pour contrôler notre niveau d'énergie, notre chaleur corporelle ainsi que le stockage et l'utilisation de nos graisses de réserve.

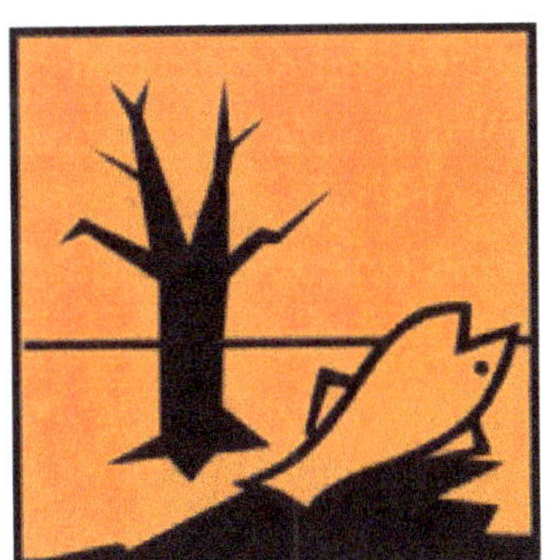

Les pesticides, herbicides et autres perturbateurs endocriniens sont connus pour s'accumuler dans nos graisses de réserve et ainsi modifier le fonctionnement de nos cellules graisseuses. Ils modifient également le fonctionnement des mitochondries (les centrales de production d'énergie de chacune de nos cellules). Ces mitochondries produisent notre énergie à partir des glucides et des graisses. Si elles fonctionnent mal, alors la production d'énergie est perturbée et notre corps fonctionne également moins bien. Les perturbateurs endocriniens participent également à la résistance à l'insuline, l'hormone chargée de réguler à la fois le taux de sucre dans le sang, mais également le stockage de nos excès de glucides.

Les perturbateurs endocriniens stimulent une famille de récepteurs spécifiques à l'intérieur du noyau de nos cellules. Ce sont les PPAR (peroxisome proliferator-activated receptors). Ces récepteurs, lorsqu'ils sont stimulés par les perturbateurs endocriniens circulant dans notre sang, activent de jeunes cellules graisseuses (les pré-adipocytes) ce qui a pour effet d'augmenter leur nombre et leur capacité à stocker de la graisse.

La fabrication de nouvelles cellules graisseuses (adipocytes) est un phénomène presque irréversible, et, une fois créées, le nombre d'adipocytes ne diminue pas. C'est un problème majeur qui explique en partie la raison pour laquelle certaines personnes sont beaucoup plus sensibles que d'autres au stockage des graisses, ce qui leur demande des efforts alimentaires et sportifs beaucoup plus importants pour garder un poids optimal.

Généralement, ces personnes ont connu des périodes de surpoids ou d'obésité plus ou moins longues, liées fréquemment à de mauvaises habitudes alimentaires, à la sédentarité, mais également à une exposition fréquente à une multitude de perturbateurs endocriniens. Par conséquent, même après avoir maigri, elles possèdent un nombre de cellules graisseuses plus important, même si ces cellules sont moins remplies, et un taux d'adiposité (pourcentage global de graisses de réserve) supérieur à d'autres personnes ayant toujours été maigres, minces ou n'ayant pas connu d'épisode de surpoids.

Au moindre écart, ou si ces personnes s'éloignent de leurs bonnes habitudes alimentaires, alors elles grossissent plus vite et de façon plus importante que d'autres individus. À ce sujet, et pour tout un chacun, il est fondamental de bouger plus dans la journée et de pratiquer du sport même si vous n'en êtes pas un grand adepte, car cela permet d'évacuer les molécules chimiques de notre organisme, et également d'éviter leur stockage dans les graisses. En effet, les produits chimiques sont liposolubles, c'est-à-dire qu'ils sont stockés facilement dans nos graisses de réserve.

Lors d'une perte de poids rapide durant laquelle les individus s'alimentent mieux, il est fréquent qu'une libération excessive de molécules chimiques ait lieu dans le sang (en même temps que la libération des graisses de réserve), ce qui affecte le fonctionnement de la thyroïde, la régulation de l'appétit et le fonctionnement hormonal. Opter pour une démarche plus douce qu'une perte de poids subite s'avère plus efficace. C'est la raison pour laquelle il est recommandé de bouger plus, de transpirer, de pratiquer du sport. L'ensemble de notre métabolisme fonctionne et évacue plus vite les molécules toxiques ainsi.

Conseils alimentaires pour éviter les perturbateurs endocriniens :

- Laver les fruits et légumes avant leur consommation

- Stocker vos restes de préparations dans des emballages en verre

- Ne jamais réchauffer aux micro-ondes dans un emballage plastique

- Consommer des légumes et fruits de saison

- Limiter les fruits et légumes d'importation et consommer de préférence biologique

Faites très attention aux cosmétiques et produits de beauté qui peuvent contenir ce type de produits. Il est recommandé de s'orienter vers les alternatives les plus naturelles que possible, comme celles que proposent certains producteurs locaux. Et pourquoi ne pas réaliser soi-même ses produits ? Cette initiative innovante et économique peut être la source de créations inattendues...

Nous le verrons un peu plus tard, les perturbateurs endocriniens se retrouvent un peu partout. Aux Antilles, nous en retrouvons un en chef de file, le chlordécone, qui nous oblige à revoir l'intégralité de notre hygiène de vie...

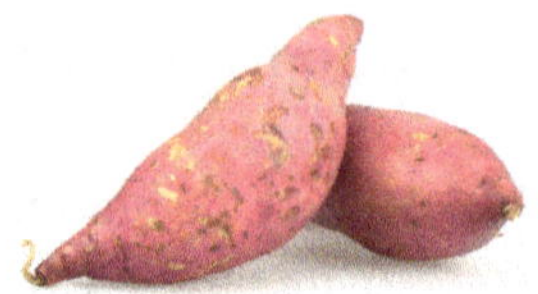

La consommation régulière d'aliments contaminés par le chlordécone favorise l'accumulation de la molécule dans l'organisme, particulièrement au niveau du foie. Si la dose ingérée est constante, la contamination corporelle augmente lentement au cours des années. Si l'exposition au chlordécone est réduite, voire stoppée, la contamination baisse alors de façon significative, en diminuant de moitié tous les six mois. Les effets constatés par les études épidémiologiques sont différents selon le sexe des personnes touchées.

La prévalence du cancer de la prostate est déjà connue comme plus élevée dans les populations d'origine africaine... Mais en plus, l'étude Karuprostate a montré un risque accru de cancer de la prostate chez les hommes les plus exposés au chlordécone.

Chez les femmes enceintes, l'étude TIMOUN a montré que plus la teneur en chlordécone dans le sang est élevée, plus le risque d'accouchement prématuré augmentait. Lors de tests réalisés, cette étude a aussi montré que l'exposition prénatale à la molécule peut provoquer une perturbation de certains indicateurs de développement, en particulier en ce qui concerne la motricité fine chez des enfants entre 7 et à 18 mois. Compte tenu des risques avérés et des conséquences d'une exposition longue, même à faible dose, toute réduction de l'exposition au chlordécone ne peut être que bénéfique pour la santé de tous.

Le chlordécone ne s'accumule dans notre corps que par l'alimentation, il est donc recommandé de consommer des produits contrôlés et de varier nos sources d'approvisionnement. En Martinique, des mesures de prévention à la production ont été mises en œuvre et des valeurs-limites règlementaires ont été définies afin de réduire l'exposition de ce toxique via les eaux d'alimentation, les produits de l'agriculture, les produits d'élevage et ceux de la pêche. La tolérance zéro devrait toujours être l'objectif visé.

Au niveau des solutions, les deux actions les plus simples à mettre en place pour vivre avec les pesticides sont de réduire notre exposition quotidienne (conseils précédents) et d'améliorer les systèmes de détoxification et d'élimination du corps, tout en cherchant à perdre de la graisse de réserve et à maintenir un taux de masse grasse (adiposité) compris entre 9 et 14 % pour un homme et 12 et 20 % chez une femme, et cela, toute l'année.

La détoxification est un ensemble d'étapes complexes qui sollicitent plusieurs organes dans l'organisme, en particulier l'un d'entre eux : le foie.

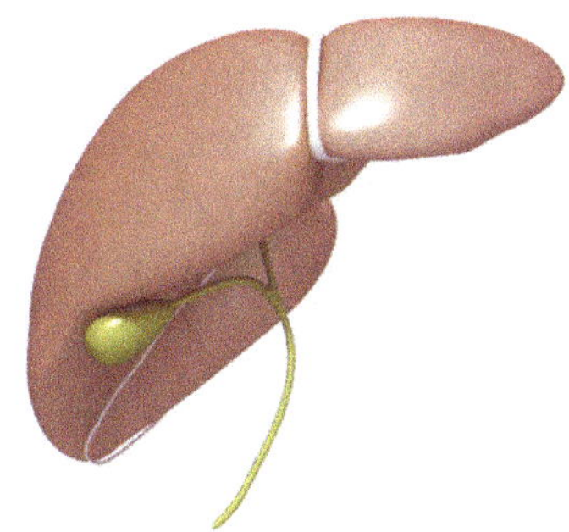

Plus grosse et volumineuse glande de l'organisme (environ 1.5 à 2 kg), le foie est la plus grande usine métabolique de notre corps. Il se situe du côté droit de l'abdomen, plus précisément dans l'hypocondre droit, mais aussi dans l'épigastre. Il est donc maintenu en place par le diaphragme et par ses ligaments suspenseurs.

Du fait de cet emplacement anatomique, les seuls mouvements de cette glande sont ceux dus au déplacement du diaphragme lors de la respiration ; il s'agit là d'un moyen naturel d'automassage hépatique. La majorité des processus de détoxification se déroule dans le foie. Cet organe est un filtre de notre sang. Ainsi, tout ce qui circule dans le sang, soit après la digestion soit lors d'utilisation de nutriments (stress, sport, etc.), passe par le foie. En matière de détoxification, cet organe connaît deux phases.

La phase 1 utilise une large famille d'enzymes appelée "cytochrome P 450" ; ceux-ci oxydent, réduisent, et hydrolysent les molécules. Ces actions ont pour but d'enlever ou de rajouter un électron aux molécules toxiques, afin de les rendre plus solubles dans l'eau, ce qui favorise leur élimination par les reins ou la transpiration. Ces réactions nécessitent la présence de nombreuses vitamines du groupe B dans le corps, ainsi que des acides aminés qui vont être utilisés pour fabriquer de la glutamine, de la vitamine C et du coenzyme Q 10.

Après les opérations de phase 1, les molécules intermédiaires toxiques sont plus oxydantes que leur version d'origine, ce qui peut rendre la phase d'élimination dangereuse pour l'organisme. Car, lors de son élimination, la molécule toxique peut créer des dommages sur son passage. C'est la raison d'être de la phase 2 qui est fondamentale.

Selon la nature de la molécule toxique à éliminer, le foie peut renvoyer la molécule pour élimination ou la faire passer en phase 2, comme nous venons de le citer. Lors de cette phase, le foie associe une autre molécule à la molécule toxique. On parle alors de réaction de conjugaison.

Cette phase requiert un certain nombre d'acides aminés (glycine, taurine, glutamine, cystéine) ainsi que des vitamines du groupe B, du sélénium, du magnésium, des oméga-3 et d'autres molécules. Les différents processus de détoxification dépendent de l'association d'un acide aminé avec des cofacteurs (vitamines, zinc, magnésium, sélénium).

On comprend donc l'importance d'une alimentation équilibrée et d'un apport quotidien en protéines de bonne qualité et en quantité adaptée, mais aussi, en fonction des besoins et circonstances, de l'utilisation éventuelle de certains compléments alimentaires.

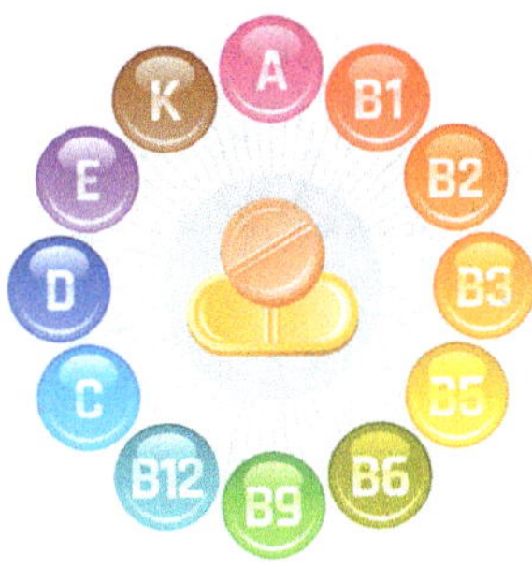

En effet, l'utilisation intense des fonctions de désintoxication, elle-même liée à la quantité de molécules toxiques et de perturbateurs endocriniens que nous absorbons, entraîne souvent des carences au niveau des cofacteurs (vitamines B, minéraux..). En conséquence, la capacité à éliminer les molécules toxiques diminue à cause des carences en cofacteurs (ce qui entraîne donc un risque accru d'accumulation de ces molécules). De la même façon, un apport insuffisant en protéines, et donc en acides aminés, augmente ce risque.

De plus, on sait aujourd'hui que tout le monde ne possède pas les mêmes capacités de détoxification au niveau génétique. Ainsi, chez certains, ces capacités sont plus grandes malgré une mauvaise alimentation et une hygiène de vie qui laisse à désirer. Pour d'autres, c'est totalement l'inverse, et les moindres carences en vitamines, magnésium, et autres micronutriments ou acides aminés (protéines) vont entraîner des répercussions néfastes beaucoup plus rapides dans leur capacité de détoxification et donc au niveau de leur santé.

Une alimentation riche en micronutriments, ainsi que la bonne santé de notre intestin et de notre microbiote, sont des facteurs d'une extrême importance pour le bon fonctionnement enzymatique de notre foie et, finalement, pour nous permettre d'éliminer nos déchets. Certains fruits et légumes ont de puissantes actions dans les phases 1 et 2 de détoxification de notre foie tout en ayant une action importante au niveau intestinal ; c'est le cas de la famille des crucifères (brocolis, choux, chou-fleur et leur version lactofermentée ou sous forme de graines germées, oignons et ail, romarin, curcuma, gingembre, clous de girofle, thé vert…).

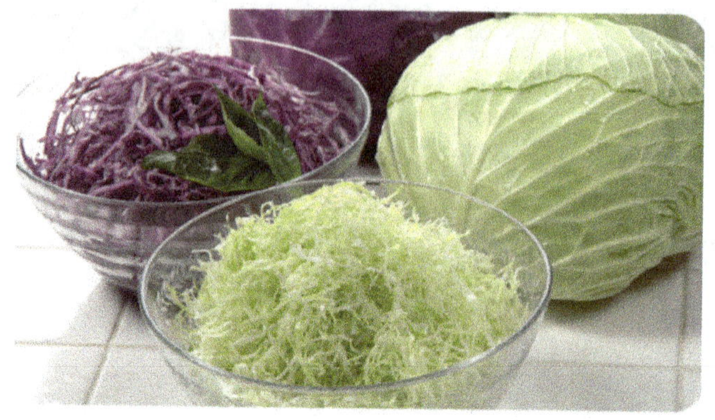

La gestion du chlordécone dans le corps est encore sujette à études et expérimentations, cependant l'on sait que la molécule se distribue principalement dans le foie, comme nous avons pu le voir, puis dans le tissu gras et les muscles. Le chlordécone est transformé en chlordécol (produit de dégradation) dans le foie des animaux. La vésicule biliaire serait le lieu qui contiendrait le plus de métabolites de chlordécone, principalement sous la forme de chlordécol conjugué.

Par ailleurs, l'élimination urinaire du chlordécone a été peu étudiée et semblerait être une voie mineure d'élimination. Après la détoxification, le foie dirige les métabolites dans la vésicule biliaire. Notre organisme produit 500 ml à 1 litre chaque jour de ce liquide jaunâtre. La bile intervient dans la digestion des graisses, elle assure l'élimination des déchets comme un excès de cholesterol, et permet aussi d'éliminer les médicaments, mais également l'alcool ou les drogues. Au niveau hormonal, elle joue un rôle sur les hormones thyroïdiennes et sur l'assimilation des vitamines liposolubles (A, D, E, K). Tout ce beau monde se retrouve dans les intestins pour être ensuite évacué via les selles.

Après la prise en charge par le foie des éléments indésirables, ceux-ci passent donc par les intestins, où siègent des milliards d'êtres vivants, regroupés sous le terme "d'éco-système intestinal".

ECOSYSTEME INTESTINAL

« *N'attends pas que les évènements arrivent comme tu le souhaites. Décide de vouloir ce qui arrive, et tu seras heureux.* »

Epictete

Soutenir le foie dans ses fonctions de détoxification n'est que la première étape d'une bonne détox face à la contamination au chlordécone. Une partie des déchets est éliminée par les urines, l'autre est redirigée vers l'intestin grêle par la bile pour les expulser par les selles. Une partie des molécules qui passent par l'intestin est réabsorbée.

Si votre muqueuse intestinale est poreuse, c'est-à-dire qu'elle n'effectue pas correctement son rôle de filtre, les déchets repartent dans la circulation sanguine ! Ils doivent repasser par le foie et par l'intestin pour être éliminés, c'est l'auto-intoxication entéro hépatique (Intestins- Foie).

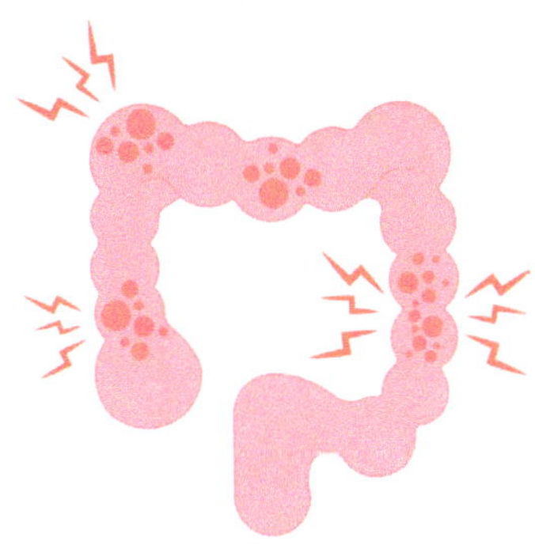

L'intestin grêle continue la digestion et absorbe les éléments nutritifs. Cette tâche est facilitée par sa longue et grande surface d'absorption. L'ensemble de la superficie de ses parois est évalué à plus de 200 m2 (la taille d'un terrain de tennis !). Il est tapissé de villosités et de microvillosités qui facilitent l'absorption totale des nutriments par la muqueuse intestinale, ainsi que leur passage dans la circulation sanguine. L'intestin grêle est en quelque sorte la « porte d'entrée » de l'organisme, car lorsque nous venons de manger, les aliments ne sont pas encore dans la circulation sanguine.

Le rôle de la digestion est de rendre assimilable tout ce que l'on mange, avec tout ce que cela implique comme découpage, transformation, broyage et surtout filtration des éléments indésirables et nuisibles. Ce qui fait également la spécificité des intestins, c'est qu'ils abritent une population de micro-organismes correspondant à 2 kg de matière vivante.

La flore microbienne représente la totalité des micro-organismes qui sont retrouvés dans un environnement spécifique. Parmi les micro-organismes de la flore microbienne, l'on retrouve des levures ou champignons, des bactéries, et des virus. On parle de flore microbienne en ce qui concerne les zones du vagin, de la peau, de la sphère ORL, de l'appareil broncho-pulmonaire et des intestins.

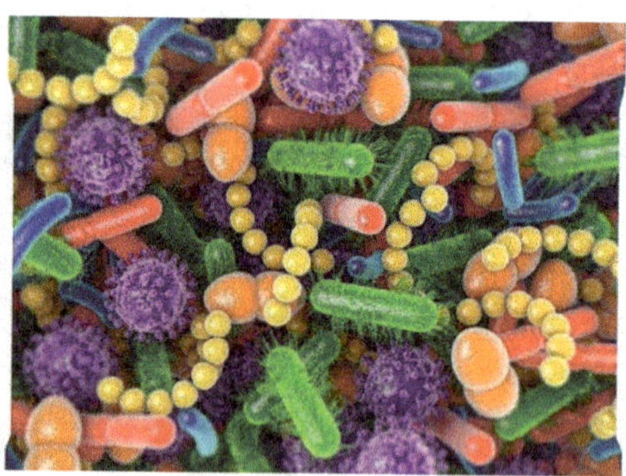

Nous transportons plus de cellules bactériennes qu'il n'y a de cellules dans notre organisme. Les proportions seraient même dix fois plus importantes pour les bactéries de notre microflore intestinale.

Cette microflore omniprésente nous protège des bactéries pathogènes parce que, fondamentalement, elle occupe beaucoup de place. Cela implique une présence physique des bactéries favorables en lieu et place d'un micro-organisme agressif, c'est l'occupation du territoire.

Le microbiote s'acquiert à la naissance, au moment de l'accouchement par voie basse, via le microbiote vaginal de notre mère, et il va se développer pendant les deux premières années de vie en fonction de l'alimentation. Le lait maternel favorise un large éventail de bactéries, contrairement au lait maternisé qui est beaucoup moins riche en bactéries différentes. Il y a donc plusieurs microbiotes, mais nous allons nous intéresser ici au microbiote intestinal, impliqué dans l'élimination du chlordécone.

Son rôle le plus fondamental concerne la modulation du tissu lymphoïde tapissant la muqueuse de l'intestin : le GALT (Gut Associated Lymphoid Tissue).

Le GALT est l'un des plus grands organes immunitaires du corps et se compose de tissus lymphoïdes organisés, tels que les ganglions lymphatiques mésentériques, les plaques de Peyer de l'iléon, l'appendice et des lymphocytes dispersés plus largement dans l'épithélium intestinal. Il représente un potentiel important de régulation des réponses immunitaires.

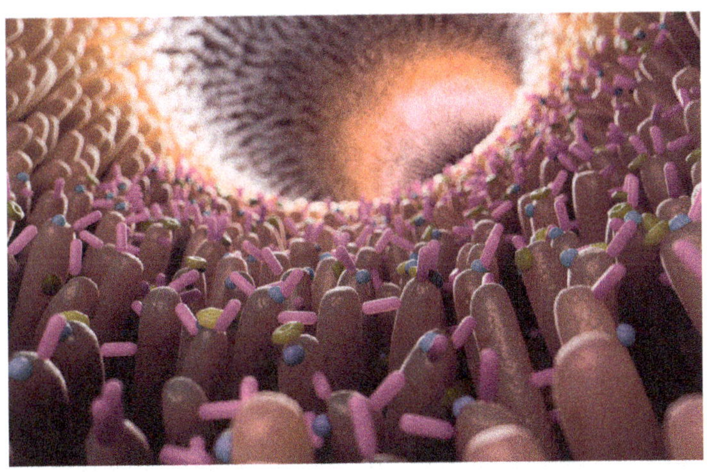

Immunité

L'immunité innée est la première ligne de défense de l'organisme permettant de limiter l'infection dès les premières heures après l'exposition aux micro-organismes. Cette forme d'immunité s'est développée, il y a des millions d'années, avant la séparation des vertébrés et des invertébrés.

L'immunité adaptative, acquise avec le temps, est représentée par :

- Les lymphocytes T responsables de l'immunité cellulaire

- Les lymphocytes B producteurs d'anticorps

L'écosystème intestinal assure son propre métabolisme en puisant les éléments dont il a besoin dans nos aliments (notamment parmi les fibres alimentaires). Dans le même temps, ses micro-organismes jouent un rôle direct dans la digestion avec la fabrication de certaines vitamines.

Ceux-ci assurent la fermentation des aliments non-digestibles, mais facilitent aussi l'assimilation des nutriments. Le microbiote peut aussi dégrader des toxines produites par les pathogènes. Il assure l'hydrolyse (découpage avec de l'eau, hydro : eau, lyse : couper) de l'amidon, de la cellulose, des polysaccharides constitués par un grand nombre de sucres simples, et participe à la synthèse de certaines vitamines (vitamines K, B 12, B 8) que le corps ne peut produire par lui-même.

L'écosystème intestinal intervient dans l'absorption des glucides et des lipides, dans le stockage des graisses, dans la régulation de l'appétit, etc.

Le SNE joue aussi un rôle dans la protection de l'organisme. Les aliments que nous absorbons peuvent parfois contenir des bactéries dangereuses. Il n'est pas surprenant qu'environ 70 à 80 % de nos lymphocytes, des cellules clé du système immunitaire que nous avons déjà citées, se trouvent dans notre ventre. Si nous absorbons une grande quantité de substances dangereuses, le système nerveux entérique protège l'organisme en déclenchant de puissantes contractions qui expulsent la plupart de ces substances au moyen du vomissement ou de la diarrhée.

Digestion

La transformation des aliments en nutriments nécessite une grande coordination et beaucoup d'énergie. Afin de faciliter cette lourde tâche, le cerveau fonctionne en déléguant, en quelque sorte, l'essentiel du travail digestif au système nerveux entérique (entérique : qui se trouve dans les intestins). Celui-ci qui contrôle le système digestif aussi bien pour l'activité motrice que pour les sécrétions et la vascularisation.

Les scientifiques estiment que, si les tâches effectuées par cet amas de neurones dans les intestins devaient avoir lieu dans le cerveau, les nerfs nécessaires à ces opérations seraient trop épais. Selon l'ouvrage The Second Brain de Michael D. Gershon, « il est donc plus sûr et plus pratique de le laisser se gérer lui-même ».

La digestion réclame que divers mélanges chimiques très précis soient produits au bon moment et transportés au bon endroit. Le professeur Gary Mawe qualifie à juste titre le système digestif d'« atelier de chimie ». Les opérations chimiques qu'il effectue sont très complexes. Par exemple, la paroi intestinale est tapissée de cellules spécialisées qui agissent comme des récepteurs du goût en reconnaissant les produits chimiques dans les aliments. Le système nerveux entérique fait alors appel aux enzymes digestives appropriées pour décomposer les aliments en molécules que l'organisme peut absorber.

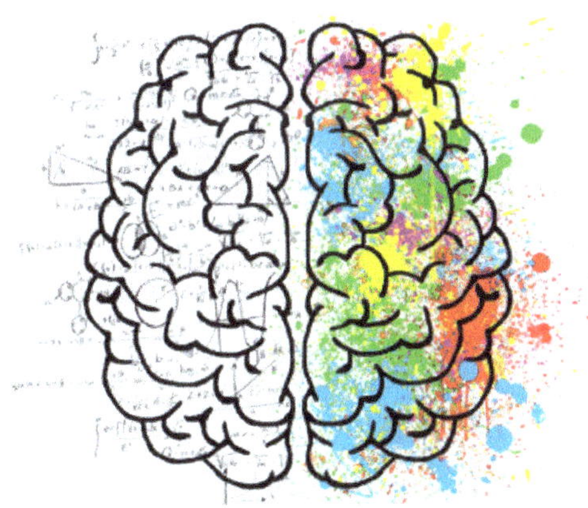

Le système nerveux entérique participe également à la régulation des hormones qui indiquent au cerveau à quel moment nous devons manger et quelle quantité de nourriture nous devons absorber. Les cellules nerveuses du SNE signalent au cerveau que nous sommes rassasiés et peuvent déclencher des nausées si nous mangeons trop.

Certains types d'aliments nous mettent de bonne humeur. Selon des études [Behav. P 2019], cela s'explique par le fait que le SNE envoie alors une sensation de bien-être au cerveau quelque temps après l'ingestion, processus déclenchant ainsi une réaction en chaîne qui nous fait nous sentir mieux. Cela explique peut-être la raison pour laquelle l'on éprouve souvent le besoin de manger des aliments réconfortants quand on ressent du stress.

Le microbiote intestinal participe donc pleinement au bon fonctionnement du système immunitaire intestinal. Ainsi, des bactéries comme l'Escherichia Coli luttent directement contre la colonisation du tube digestif par des espèces pathogènes, par phénomène de compétition et par production de substances bactéricides (bactériocines). Parallèlement, dès les premières années de vie, le microbiote est nécessaire pour que l'immunité intestinale apprenne à distinguer les espèces amies (commensales) des pathogènes.

Qu'en est-il du chlordécone ?

Le chlordécone est partiellement métabolisé dans le foie en chlordécone-alcool puis excrété dans les intestins par les voies biliaires sous la forme d'un glucuro-conjugué. Selon la qualité et la composition de l'ensemble des micro-organismes qui composent nos intestins, celui-ci peut retourner dans la circulation sanguine et ne pas être excrétés par les selles. Les études montrent que seulement 5 % de chlordécone est éliminé via cette voie.

Certains micro-organismes présents dans l'intestin grêle peuvent en effet réactiver les substances étrangères à l'organisme qui avaient été détoxiquées, ces derniers au lieu d'être éliminés, retournent dans la circulation sanguine [Eckburg, 2005 ; Gill, 2006 ; McQueen, 2017]. Avant d'entreprendre une détoxification, il faut s'assurer d'avoir des intestins au top de leur forme.

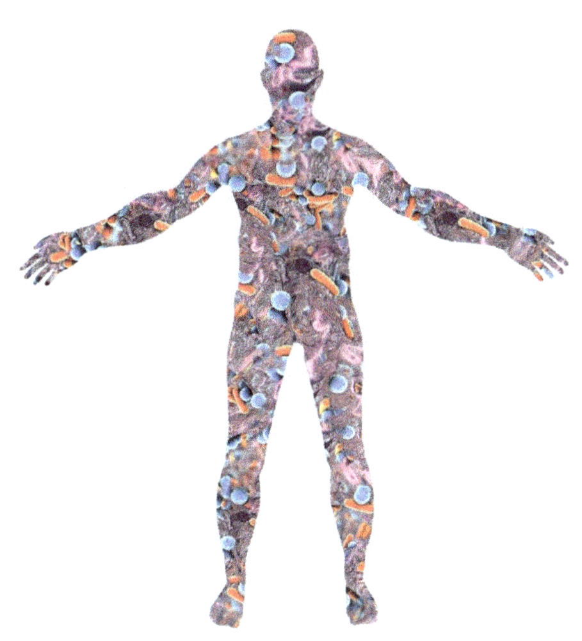

Conseils pour un écosystème intestinal en santé

- Essayer un nouveau légume par semaine

- Supprimer les faux-amis (sucres raffinés, alcool, produits laitiers de mauvaise qualité, blé moderne)

- Consommer des prébiotiques et probiotiques naturels (ail, crucifères)

- Augmenter sa résistance au stress

- Avoir 150 minutes minimum d'activité physique par semaine

- Optimiser son sommeil en qualité et quantité

La lactofermentation

Une technique très simple à mettre en place pour prendre soin de ses intestins peut être la lactofermentation. En lien direct avec le présent chapitre, je vous propose que nous nous y intéressions durant les prochaines lignes. Cette technique est possible grâce à l'action de bactéries comme les lactococcus ou les streptococcus qui vont transformer les sucres en acide lactique, ce qui va rendre cette longue conservation possible. Parmi les aliments lactofermentés les plus connus, l'on retrouve la choucroute, mais aussi le kimchi, les cornichons, les pickles, les fromages ou encore les yaourts. Des bocaux, du sel, de l'eau et vos légumes de préférence issus de l'agriculture biologique, voilà ce qu'il vous faudra pour vous lancer dans la lactofermentation.

C'est une technique de conservation alimentaire de longue durée, qui ne requiert ni stérilisation ni congélation. Contrairement à ce que son nom pourrait laisser penser, la lactofermentation n'implique pas la présence de lactose dans le produit fermenté, qui peut ainsi être consommé sans crainte par les intolérants au lait.

Cette méthode très ancienne consiste à plonger les aliments dans de l'eau salée pour favoriser le développement des bactéries lactiques (ou lactobacilles, dites les "bonnes bactéries") par macération. Privées de contact avec l'air, celles-ci vont proliférer en se nourrissant des sucres présents dans les aliments (le glucose des légumes), qu'elles vont transformer en acide lactique comme nous venons d'en expliquer le processus.

Au bout d'un certain temps, la teneur en acide lactique atteint un certain seuil, ce qui entraîne l'arrêt de la fermentation. La conservation peut alors se prolonger plusieurs années, l'acide lactique ayant pour effet d'inhiber les autres micro-organismes responsables de la moisissure.

La lactofermentation décuple la valeur nutritive des aliments. Elle permet non seulement de préserver leurs vitamines et minéraux, mais aussi d'augmenter leur nombre. Un légume fermenté contient ainsi jusqu'à 10 fois plus de vitamine C que le même légume frais. La lactofermentation facilite la digestion, car les bactéries en présence vont produire des enzymes qui vont prédigérer les molécules plus difficilement assimilables par l'organisme.

De plus, cette technique favorise l'apparition dans les aliments de probiotiques excellents pour la flore intestinale. Il est évident que la lactofermentation contribue à lutter contre des troubles digestifs comme la diarrhée et d'autres maladies inflammatoires de l'intestin. Cette méthode de conservation rend les aliments plus digestes et riches en nutriments, elle renforce également le microbiote intestinal.

Idée de recette :

- Une papaye verte (riche en enzymes digestives comme la papaïne)

- Un bocal hermétique

- Eau de qualité (l'eau du robinet est à éviter.)

- Sel (marin non raffiné)

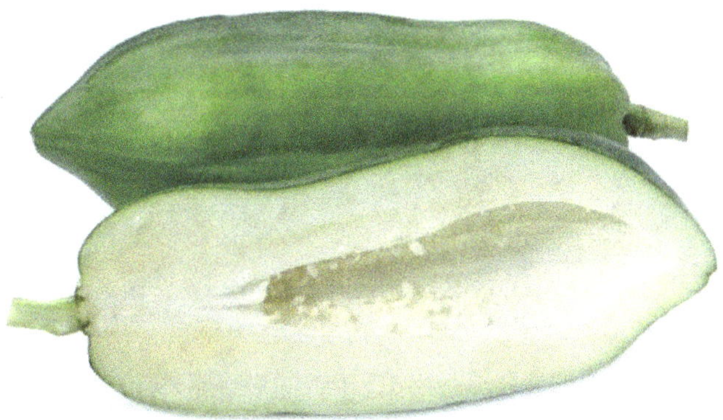

Épluchez la papaye et râpez-la finement ; disposez-la dans votre bocal et tassez bien la chair à l'aide d'une cuillère afin de chasser l'air le plus possible. Privilégiez des bocaux en verre type « Le Parfait », hermétiques et avec un joint en caoutchouc encore neuf.

Préparez une saumure en comptant 30 grammes de sel par litre d'eau, puis versez-la de manière à recouvrir les légumes. Attention à ne pas remplir le bocal à ras bord ! Laissez 2 cm entre le niveau de l'eau et le couvercle, afin d'éviter que votre préparation ne déborde durant le temps de la fermentation. Tassez de nouveau les légumes.

Fermez votre bocal et laissez-le 8 à 10 jours à température ambiante pour démarrer le processus. Une fois que la fermentation est stabilisée et qu'un léger dépôt blanc au fond du bocal apparaît, vous pouvez le mettre à l'abri de la lumière et dans un endroit frais, durant 2 semaines au minimum, et jusqu'à un an. Vous pouvez consommer une à deux cuillères à soupe du mélange dans votre assiette. Une fois entamé, le bocal se conserve plusieurs semaines au réfrigérateur.

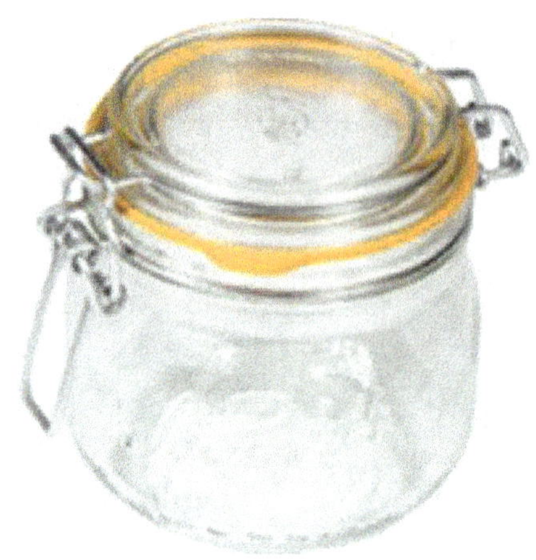

Nous avons remarqué, dans ce chapitre, que nous pouvons être considéré comme des hôtes pour des micro-organismes, ceux-ci évoluant à l'image de l'environnement interne qu'on leur propose, un peu comme l'être humain et son environnement, à son image. Penser à l'état de l'environnement actuel laisse songeur…

Dans le prochain chapitre, certaines pathologies hormonales seront abordées, avec des clés de compréhension et des préconisations en termes d'hygiène de vie.

PATHOLOGIES ET CHLORDÉCONE

• •
• •

> « *La paix intérieure naît de l'adéquation entre ce que nous pensons et ce que nous faisons.* »

Patrice Francesschi

Certaines problématiques de santé, dont le facteur aggravant serait l'exposition au chlordécone, seront abordées dans ce chapitre. Cependant, ces conseils et recommandations ne remplacent en aucun cas un suivi régulier par un professionnel de santé. Ce sont des informations, des pistes d'exploration qui pourraient aider face à certaines pathologies hormonales.

Endométriose et Chlordécone

L'utérus est un organe essentiel du système reproducteur féminin : c'est là que se loge l'ovule fécondé en début de grossesse. L'endomètre est la muqueuse qui tapisse l'utérus. Au cours de la vie d'une femme et selon son imprégnation hormonale, l'endomètre subit d'importantes modifications. En effet, avant la puberté et après la ménopause, ce dernier est un tissu inactif : on dit qu'il est au repos. À l'inverse, durant la période génitale active de la femme, à partir de la puberté jusqu'à la ménopause, l'endomètre se prépare à accueillir un ovocyte à chaque cycle menstruel. Durant les prochaines lignes, nous allons tenter de comprendre son fonctionnement.

Durant la première partie du cycle, la phase folliculaire, l'endomètre, sous l'action des œstrogènes, s'épaissit et se vascularise dans le but d'accueillir un œuf en cas de fécondation. Juste avant l'ovulation, il atteint 10 mm d'épaisseur, tandis qu'après l'ovulation, la progestérone modifie la structure de l'endomètre en provoquant l'apparition de néovaisseaux. C'est à ce moment qu'il atteint son épaisseur maximale durant le cycle.

Durant la phase lutéale, s'il n'y a pas de fécondation, la progestérone chute brutalement : les néovaisseaux s'ouvrent, la partie supérieure de la muqueuse utérine se désagrège et se détache des parois de l'utérus. Son évacuation se fait par voies naturelles : ce sont les règles.

L'endométriose se caractérise par la présence, en dehors de la partie interne de l'utérus, de fragments de l'endomètre qui sont sous la dépendance des fluctuations hormonales durant le cycle menstruel. Cela entraîne des lésions, situées au niveau des ovaires, mais aussi de la vessie, du rectum, du vagin, etc. qui peuvent être plus ou moins profondes. Aux Antilles, il n'existe pas un taux d'incidence de cette maladie plus élevée qu'ailleurs, cependant la gravité des symptômes est plus importante avec, entre autres, une atteinte au niveau des poumons. (Symptôme qui ne représente qu'une forme exceptionnelle ailleurs dans le monde.)

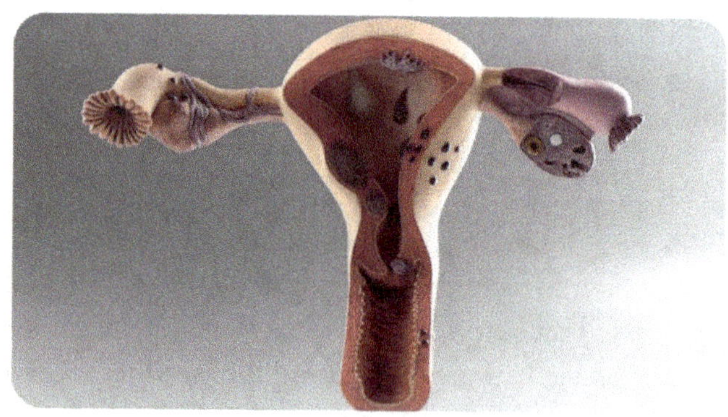

Les causes de l'endométriose sont multiples, l'on note :

- Une prédisposition familiale

- Un choc émotionnel vécu

- Des règles précoces, abondantes, douloureuses, et des cycles courts

- Une exposition à des perturbateurs endocriniens

Les douleurs liées à l'endométriose se manifestent à cinq niveaux :

- Douleurs durant les rapports sexuels

- Règles douloureuses

- Troubles et douleurs à la miction

- Difficultés à aller à la selle, avec alternance diarrhée-constipation

- Douleurs pelviennes

Il s'agit d'une maladie hormono-dépendante, les hormones les plus concernées par son développement sont les œstrogènes et la progestérone.

Préconisations :

Afin de soulager l'endométriose, de très nombreux champs d'action sont possibles, cependant aucune prise en charge ne pourra se faire sans une optimisation de l'alimentation pour apporter de l'énergie au corps de façon externe, sans un effort sur la circulation de l'énergie par l'activité physique et enfin sans une amélioration du sommeil pour un apport en énergie interne. En plus de ces conseils fondamentaux, d'autres peuvent en compléter la liste. Ci-dessous, nous allons nous arrêter sur les plantes locales qui peuvent être utiles aux femmes atteintes d'endométriose :

Hyperoestrogénie relative : Armoise (Artemisia vulgaris) et Gros thym (Plectranthus amboinicus) peuvent être utilisés à raison de 30 g de feuilles fraîches ou sèches par litre d'eau en infusion de 10 minutes.

Inflammation et stress oxydant : Curcuma (Curcuma longa) à saupoudrer sur les plats, et clous de girofle (Syzygium aromaticum) en infusion à raison de 3 clous pour une tasse d'eau

Détoxification des œstrogènes : Salade de carottes coupées en longueur minimum 3 fois par semaine, Absinthe (artemisia absinthium) à consommer une semaine avant les règles, en buvant quotidiennement deux tasses de l'infusion de 5g de feuilles pour 1 litre d'eau

Spasmes utérins douleurs : Menthe glaciale (Tanacetum vulgare) et Herbe à femme (Ageratum conyzoides) à consommer à raison de 30 g par litre d'eau, en infusion de 10 minutes

Stress : Le soir avant le coucher, une infusion sédative de 4 jeunes feuilles fraîches de Corossol (Annona muricata) pour une tasse est intéressante, de même qu'un bain de pied chaud avec des jeunes feuilles fraîches du même fruit.

L'infusion de 30 g par litre d'eau avec des fleurs séchées de Coquelicot rouge (Hibiscus rosa-sinensis) peut également être consommée le soir comme sédatif léger.

Syndrome des ovaires polykystiques et chlordécone

Ce syndrome touche 5 à 10 % des femmes et se manifeste par l'accumulation, autour des ovaires, de multiples petits kystes, follicules qui refusent de se développer durant la phase folliculaire. Le syndrome des ovaires polykystiques ne rend pas stérile, mais diminue la fertilité.

À la lumière des données scientifiques actualisées, nous savons que c'est une maladie multifactorielle avec une composante environnementale mettant fortement en cause les perturbateurs endocriniens (chlordécone etc.), le mode de vie et les déséquilibres alimentaires, avec surpoids et insulinorésistance (état de diminution de la réponse cellulaire et tissulaire à l'hormone insuline).

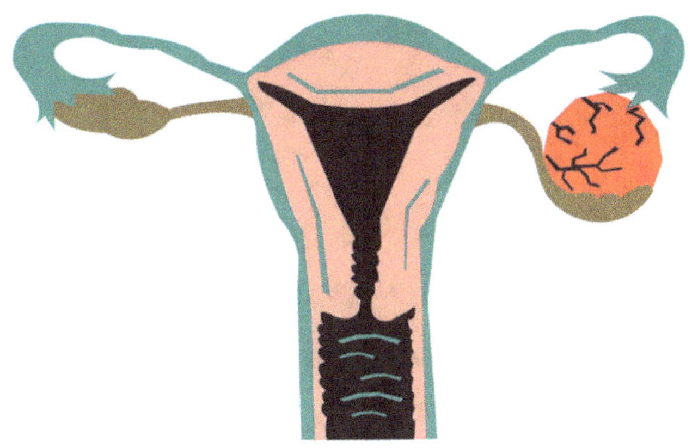

Le diagnostic de ce syndrome s'établit sur un ensemble de critères communs :

• Anovulation (Un cycle menstruel anovulatoire est un cycle durant lequel aucun ovocyte n'est libéré par les ovaires. Il n'y a donc pas d'ovulation.)

• Hyperandrogénie (Surproduction d'hormones masculines chez une femme. Cela se manifeste par des signes de virilisation plus ou moins marqués ; hyperpilosité, Acné, calvitie, hypertrophie musculaire…)

• Ovaires polykystiques

Des problématiques liées à la gestion du sucre sont souvent fréquents dans le cas du syndrome des ovaires polykystiques ; aussi, les femmes obèses sont les plus fréquemment touchées (75 à 80 %). Mesurer la glycémie et l'insuline à jeun (Test HOMA et QUICKI) peut aider les femmes atteintes de ce syndrome à mieux comprendre son évolution. L'avis d'un spécialiste reste recommandé.

Préconisations :

Contrôler l'hyperandrogénie

L'hyperandrogénie (surproduction d'hormones mâles chez la femme) est due à un défaut d'aromatisation de la testostérone en œstrogènes (l'aromatase est une enzyme impliquée dans la production d'œstrogènes, et qui agit en favorisant la conversion de la testostérone en œstrogènes.)

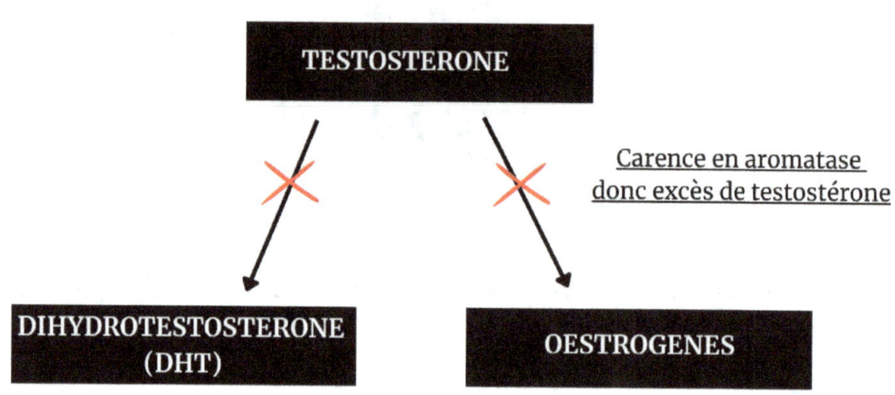

Pour réduire le phénomène d'hyperandrogénie, la nutrigénomique (nutrition qui module les gènes) peut y contribuer par la consommation de plusieurs aliments naturels, entre autres :

- Curcuma (1 cuillère à café à saupoudrer sur chaque plat selon l'envie)

- Oignons (aliments riches en quercétine)

- Huile de coco (cuisson, assaisonnement)

- Thé vert (2 à 3 tasses par jour)

Contrôler l'hyperinsulinisme

Fabriquée par le pancréas, l'insuline est une hormone qui circule dans le sang et qui permet l'entrée dans les cellules du glucose (sucre). Elle est sécrétée en fonction du taux de glucose sanguin. Lorsque son taux est trop élevé par rapport au taux de glucose en circulation, on parle d'hyperinsulinisme. Il peut être congénital et entraîner des hypoglycémies, mais il peut aussi être dû à une résistance à l'insuline des cellules, phénomène ayant pour conséquence à terme l'apparition d'un diabète de type II.

L'accompagnement de ce déséquilibre hormonal passe par une perte de poids globale permise par un rééquilibrage alimentaire, de l'activité physique ainsi qu'un sommeil réparateur. En soutien, l'absorption d'éléments naturels peut s'avérer efficace :

- Cannelle (100 à 200 mg par jour)

- Chrome (500 à 100 µg par jour)

- Zinc (forme bisglycinate recommandée, 12mg par jour)

- Magnésium (forme bisglycinate ou glycérophosphate en deux prises de 150 mg par jour)

- Vitamine B1 (présente dans la levure de bière, le germe de blé, les noisettes, le foie de ruminant, les œufs, etc.)

Prostate et chlordécone

Chez l'homme, la prostate est une glande située sous la vessie, en avant du rectum. Elle entoure le canal de l'urètre qui conduit l'urine de la vessie vers l'extérieur. Cette position explique les problèmes urinaires de la prostate. Elle fait partie du système génital de l'homme, au même titre que le pénis et les testicules.

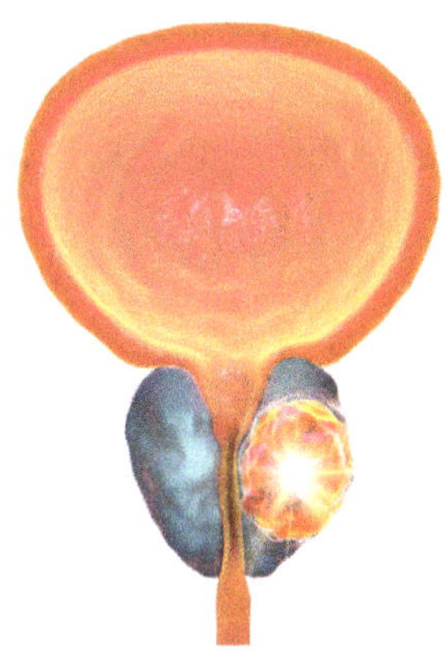

Le rôle de la prostate est de produire du liquide prostatique, celui-ci rentre dans la composition du sperme en se mélangeant avec les spermatozoïdes en provenance des testicules. Le liquide prostatique favorise la fécondité en apportant du volume au sperme émis ainsi que des enzymes facilitant la pénétration des spermatozoïdes à travers le col utérin.

Il permet aussi d'enrober les spermatozoïdes afin de les protéger de l'acidité du milieu de l'utérus. En effet l'organe sexuel féminin, ouvert vers l'extérieur, se défend en maintenant un environnement hostile pour se protéger des microorganismes pathogènes. Sans le liquide prostatique, les spermatozoïdes ne pourraient survivre et arriver jusqu'à l'ovule. C'est très important de comprendre ce rôle fondamental du liquide prostatique.

La prostate est une glande soumise à l'influence des hormones, en particulier, à celle de la testostérone. Elle peut être le siège de trois affections principales :

- Le cancer

- L'adénome ou l'hypertrophie bénigne de la prostate

- La prostatite, qui est une infection aigüe ou chronique de la prostate

L'adénome de la prostate est caractérisé par une augmentation du volume de la glande prostatique liée à une augmentation de la masse glandulaire.

Une étude de 2010 sur des cas-témoins auprès de la population générale en Guadeloupe a démontré une association significative entre l'exposition au chlordécone et le risque de survenue d'un cancer de la prostate [Multigner L, 2010]. Le risque de contracter la maladie est plus important lorsque les concentrations sanguines en chlordécone dépassent 1µg/L.

L'étude de cohorte prospective [Brureau L, 2019], consistant à suivre au cours du temps des patients chez qui on a détecté une forme localisée de cancer de la prostate et traités par prostatectomie totale (ablation de la prostate) a montré que l'exposition au chlordécone est associée à un risque significativement augmenté de récidive biochimique.

Le chlordécone agit comme activateur des récepteurs Alpha, ceux-ci favorisent la prolifération cellulaire. (progression métastatique).

Selon l'expertise collective de l'INSERM (Institut national de la santé et de la recherche médicale) [Pesticides : effets sur la santé, 2021] « En accord avec les conclusions de l'expertise collective de 2013 et à la lumière des données scientifiques existantes à ce jour, il apparaît que la relation causale entre l'exposition au chlordécone et le risque de survenue du cancer de la prostate est vraisemblable ».

En 2021, l'ANSES (Agence Nationale de Sécurité de l'Alimentation de l'Environnement et du Travail) dans son rapport d'expertise collective « Maladies professionnelles – Cancer de la prostate en lien avec les pesticides dont le chlordécone » [Anses, 2021] conclut « à une relation causale probable entre chlordécone et risque de cancer de la prostate ».

L'exposition au chlordécone n'est pas le seul facteur à l'origine des cas élevés de problématiques prostatiques en Martinique et en Guadeloupe. D'autres peuvent favoriser ces pathologies, en voici quelques-uns :

- Age et déficit en testostérone

- Surpoids, obésité, insulinorésistance

- Consommation en excès d'alcool, de viande rouge, de graisses, de produits laitiers de mauvaise qualité, ainsi qu'une carence en sélénium, bêta-carotène et fruits

- Sédentarité

- Inflammation chronique

Préconisations :

Vous l'aurez compris, les trois piliers de la santé à savoir l'alimentation, le mouvement et la gestion du stress/sommeil sont toujours primordiaux. Dans un second temps, agir sur les deux hormones qui provoquent une augmentation de la taille de la prostate est une piste intéressante, à savoir la dihydrotestostérone ainsi que les œstrogènes, comme indiqué sur le tableau précédent. Plusieurs plantes sont capables de réguler ces hormones dans l'organisme :

<u>Le palmier nain</u>

Le Serenoa repens, appelé aussi le palmier de Floride, le palmier nain, le chou palmiste ou encore saw palmetto en anglais, est un palmier nain aux nombreuses vertus.

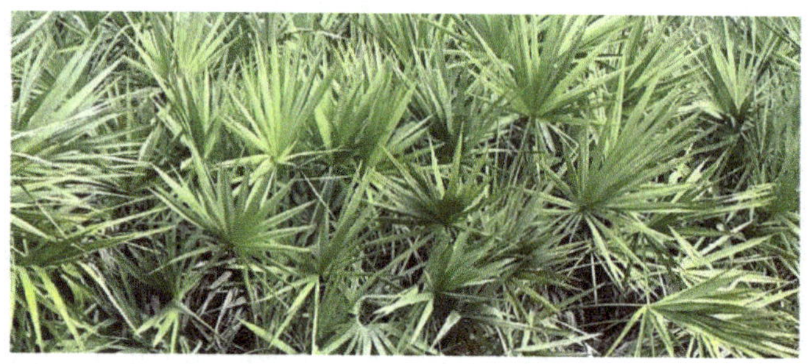

Une dose de 160 mg, 2 fois par jour, peut :

- Inhiber l'enzyme 5 alpha réductase

- Inhiber la fixation de la dihydrotestostérone

- Inhiber le récepteur aux œstrogènes au niveau du tissu prostatique

- Moduler la croissance prostatique induite par la prolactine

- Induire un effet anti-inflammatoire

- Avoir une action antiproliférative

- Améliorer la qualité de vie, l'index d'érection et les déséquilibres urinaires nocturnes [Boyle. P, 2004]

<u>La racine d'ortie</u>

La racine d'ortie (Urtica dioica) est issue d'une plante herbacée appartenant à la famille des Urticacées. La plante entière contient de nombreux nutriments et micronutriments ; elle apporte des bénéfices pour la santé bien connus.

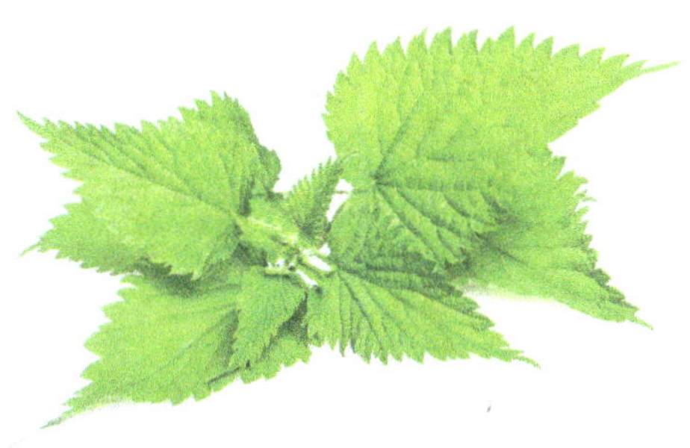

L'ortie est un bon allié quand les mictions sont excessives et surviennent la nuit. De très nombreuses études, sans contrôle placebo, ont montré son efficacité pour soulager les symptômes de l'hypertrophie bénigne de la prostate. Six essais cliniques contre placebo, réalisés auprès de 1 076 personnes, ont montré que sous forme d'extrait, elle peut soulager les troubles urinaires liés à cette affection.

Elle est aussi utile pour irriguer les reins, la vessie et les voies urinaires en cas d'inflammation, pour prévenir et traiter les calculs rénaux et pour soulager les douleurs rhumatismales ou arthritiques. Aussi, les graines et les racines de la plante ont une activité antioxydante significative.

Associée à d'autres plantes, elle a montré une efficacité accrue. Ainsi, une association avec le palmier nain (Serenoa repens), précédemment cité permet de potentialiser ses effets. La racine d'ortie est utilisée soit en tisane soit en extrait sec ; 200 mg par jour sont nécessaires pour :

- Inhiber l'enzyme 5 alpha-réductase et l'aromatase

- Empêcher la fixation de la testostérone

- Inhiber la croissance prostatique

- Décongestionner la zone pelvienne

<u>L'épilobe</u>

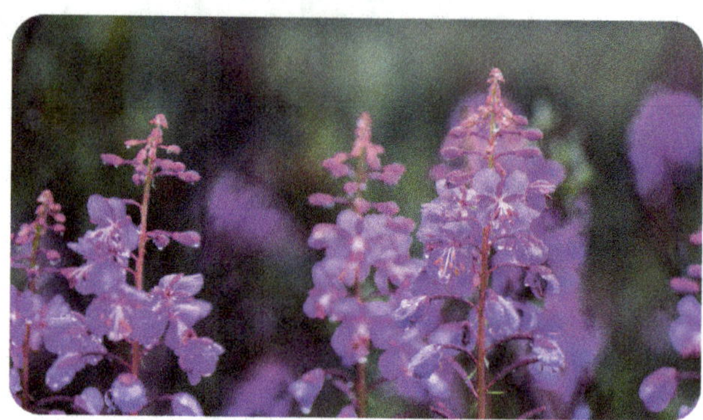

L'épilobe (epilobium) fait partie des plantes médicinales utilisées contre les symptômes de l'hypertrophie bénigne de la prostate, bien que son mécanisme d'action ne soit pas totalement élucidé. Néanmoins, des études précliniques ont rapporté des activités anti-inflammatoires, antioxydantes, antiprolifératives, antimicrobiennes, analgésiques et anti-androgènes de l'extrait de cette plante [Vitalone A 2018].

L'épilobe est un excellent anti-inflammatoire avec une action puissante contre les œdèmes. Cette propriété est surtout développée grâce à la présence de myricétine-3-O-glucuronide, [Granica S, 2014], qui inhibe la production de prostaglandines (hormones impliquées dans de nombreuses réactions de l'organisme) Cette plante rose est très efficace pour lutter contre l'adénome de la prostate, limitant ainsi le nombre de mictions, et renforçant le jet urinaire et le débit.

Les molécules contenues dans la plante inhibent l'activité des enzymes impliquées dans la pathogénie de l'hyperplasie bénigne de la prostate. [Yoshida T 2018]. L'épilobe existe sous forme d'extraits secs, mais aussi en gélules. La posologie récommandée est de 3 à 6 gélules par jour, à boire avec un grand verre d'eau.

Pour soulager l'adénome bénin de la prostate, l'on peut consommer un mélange de plantes qui va créer une synergie complémentaire : épilobes (fleurs et feuilles), ortie (racines), palmier de Floride (fruit sec), prunier d'Afrique (écorces), et graines de courges.

<u>Les graines de courges</u>

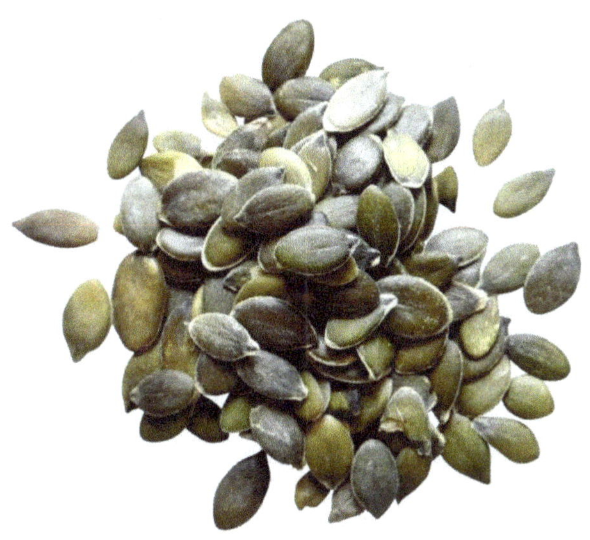

Les graines de courge contiennent des micro-éléments (Sodium, Potassium, Chrome), de la vitamine E et des composés phénoliques, tels que les coumarines et les flavonoïdes.

L'extrait de graines de courge aurait des effets antitumoraux [Jayaprakasam B, 2003], hépatoprotecteurs [Balbino S, 2019], cicatrisants, anti-arthritiques, stimulants de la croissance des cheveux [Cho Y.H, 2014], et antioxydants. De plus, les activités thérapeutiques de l'extrait de graines de citrouille comprennent le soulagement des symptômes associés aux troubles de la prostate [Gossell-Williams M, 2006], les complications de la vessie [Fornara P, 2020] et les maladies des voies urinaires inférieures.

Les extraits de graines de citrouille peuvent bloquer l'augmentation du poids de la prostate et la synthèse des protéines induites par la testostéron [Tsai YS 2006], inhibant l'hypertrophie induite par la testostérone. 10 g/jour d'extrait de citrouille ont des effets toniques sur la vessie et l'urètre.

Certaines études ont également révélé que les graines de citrouille sont riches en zinc et que ces éléments peuvent aider à réduire l'hypertrophie de la prostate.

L'Organisation Mondiale de la Santé reconnaît l'usage médicinal des graines de courge pour soulager les symptômes de la vessie hyperactive et les troubles de la miction associés à l'hypertrophie bénigne de la prostate. Notre giraumon national fait partie de cette grande famille des courges qui comprend notamment les citrouilles et le butternut.

La tomate

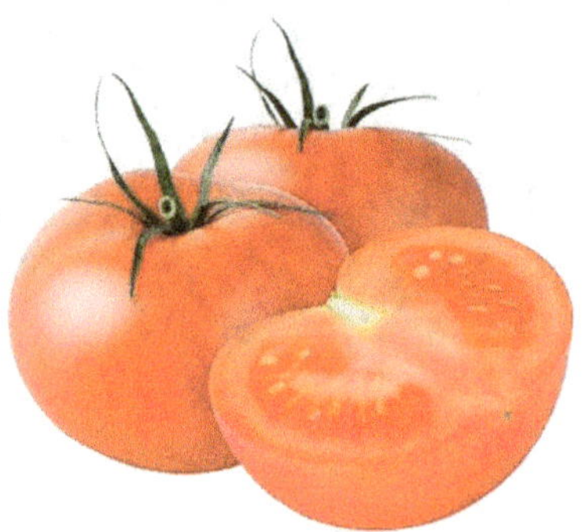

La tomate, appartient à la famille des solanacées. Elle est originaire d'Amérique du Sud, d'où elle s'est répandue dans toutes les régions tempérées et tropicales. Elle est considérée aujourd'hui comme l'un des légumes les plus importants au monde.

Les fruits de la tomate sont généralement riches en nutriments comme du potassium, du phosphore, du magnésium, et du calcium, les vitamines C, E et de la B 3. Le fruit de la tomate contient surtout des tétra terpènes (B-carotène et du lycopène, appelés collectivement caroténoïdes).

Le lycopène a été largement étudié en relation avec les dysfonctionnements de la prostate, y compris l'Hypertrophie bégnine de la prostate et le cancer de la prostate [Cicero A.F.G 2019].

Le lycopène est un caroténoïde avec une activité antioxydante exercée par le piégeage des radicaux libres, il peut induire une communication de cellule à cellule et contrôler la croissance cellulaire [Stall W, 1996]. Il a également été démontré que le lycopène possède des activités anticancéreuses et anti-inflammatoires [Salehi B, 2019].

Dans les cellules cancéreuses de la prostate humaine, le lycopène a induit l'apoptose ; c'est la mort cellulaire programmée, c'est une information intéressante car le cancer se caractérise par une déprogrammation des cellules qui ne veulent plus mourir et font donc des métastases.

L'induction de l'apoptose suite à la consommation de sauce tomate a été observée dans les tumeurs disséquées de patients atteints d'hypertrophie de la prostate et de cancer de la prostate [Kim HS, 2003].

Ici, certaines pathologies hormonales ont été évoquées, mais il faut garder à l'esprit qu'aucune prise en charge thérapeutique ne peut se faire sans l'alimentation. Comment penser que ce que nous introduisons dans notre bouche tous les jours n'aura pas un impact majeur sur notre physiologie interne. Découvrons en plus…

ALIMENTATION

« *Que ton aliment soit ton seul médicament.* »

Hippocrate

L'alimentation est l'un des piliers fondamentaux de la naturopathie et son premier outil. Mais quelle alimentation ? Autant vous rassurer d'avance, la notion de régime ne sera pas abordée ici. C'est un terme qui, à mon sens, implique une notion restrictive qui entraîne des frustrations sur le moyen/long terme. Il s'agit ici d'adopter un mode alimentaire adapté à son mode de vie.

L'expression réforme alimentaire est la plus appropriée, car elle exprime un changement lent mais durable, adapté à chacun afin qu'il trouve le mode alimentaire qui lui correspond le mieux. Pourquoi mangeons-nous ? Pour amener le maximum de nutriments à notre corps en y laissant le minimum de déchets.

Résumé simple, mais loin d'être réducteur, car il incombe à notre corps une lourde tâche, celle de la digestion qui a pour but de rendre assimilable ce que nous mangeons afin de nourrir nos milliards de cellules, spécifiquement nos mitochondries. Ces dernières représentent nos usines à énergie (ATP : Adénosine Triphosphate). On les retrouve partout : yeux, cheveux, peau, cœur, foie, pieds, cerveau.

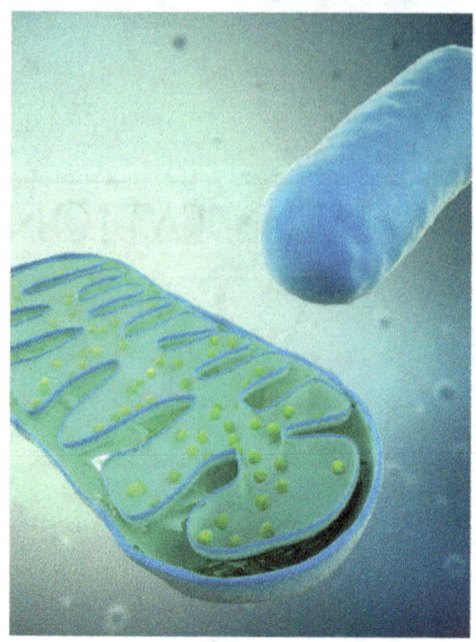

C'est au sein de la mitochondrie que se déroule l'une, si ce n'est, la réaction biochimique la plus importante de notre organisme : la respiration cellulaire. Les mitochondries sont les centrales énergétiques des cellules, elles fabriquent les molécules d'ATP (Adénosine Triphosphate) qui nous permettent de stocker de l'énergie. Nous ne comptons pas moins de dix mille milliards de mitochondries responsables, chaque jour, de la production d'environ 40 kilos d'ATP.

Lorsque les mitochondries ne fonctionnent pas bien, les cellules manquent d'énergie, l'organisme est fatigué et des problèmes peuvent apparaître comme des troubles oxydatifs :

- Diabète

- Syndrome métabolique

- Infertilité

- Maladies cardiovasculaires

- Fonte musculaire

Afin d'avoir un fonctionnement optimal, ces petites usines ont besoin principalement d'oxygène et de glucose, mais également de micro-nutriments tels que les vitamines A, B, C, E, le zinc et sélénium.

Les glucides

Les glucides communément appelés sucres sont composés d'hydrogène, de carbone et d'oxygène, c'est pourquoi on les appelle également hydrates de carbone, « carbohydrates » en anglais.

Les glucides sont constitués par des chaînes plus ou moins longues de particules élémentaires ; l'on peut les classer en glucides simples et en glucides complexes selon le nombre de particules élémentaires qui les constituent. La principale fonction des glucides est de fournir de l'énergie. Ils libèrent 4 kcal/g. Le corps humain utilise les glucides sous la forme du glucose. Ce dernier se répartit dans l'organisme pour être directement utilisé par toutes les cellules du corps (les muscles, le cœur…) et surtout les cellules nerveuses.

Le glucose est l'unique source d'énergie du cerveau (qui ne peut pas utiliser les graisses à cet effet). C'est pour cette raison que le taux de glucose sanguin (ou glycémie) doit être maintenu au-dessus d'un niveau minimum.

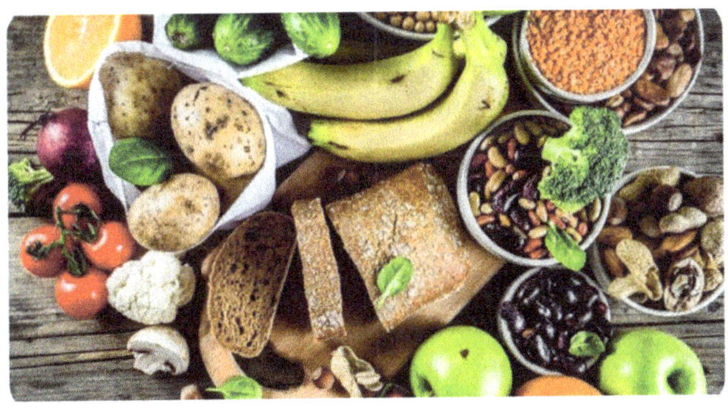

Le glucose peut également être transformé en glycogène, un polysaccharide semblable à l'amidon, qui est stocké dans le foie et les muscles et qui constitue une réserve d'énergie immédiatement mobilisable. Les fibres n'étant pas assimilées, elles ne fournissent pas d'énergie. Toutefois, elles jouent un rôle important dans l'action mécanique de la digestion.

Elles augmentent le volume des selles et stimulent le transit. Les aliments dans lesquels on trouve le plus de glucides sont les pâtes alimentaires (75 %), les légumes secs (59 %), le pain (50 %), la banane (30 %) ou encore le riz (22 %)

Les lipides

Avec 9 kcal/g, les lipides sont les macronutriments les plus énergétiques, les plus denses. Ils sont indispensables pour nos activités quotidiennes (activité musculaire, régulation de la température corporelle) et lorsque l'on en consomme plus que nécessaire, ils sont mis en réserve, stockés dans les cellules graisseuses. Ils sont très importants pour la santé parce qu'ils constituent la structure des membranes de nos cellules et, de ce fait, conditionnent leur bon fonctionnement et donc celui des organes auxquels elles appartiennent ; c'est le cas en particulier des neurones.

Le cerveau, le thymus (glande hormonale jouant un rôle important pour nos défenses immunitaires) et la rétine sont les organes les plus riches en acides gras. Il existe premièrement, les graisses visibles ; il s'agit des matières grasses qui sont des aliments d'accompagnement (assaisonnement). Elles sont d'origine animale (beurre, saindoux) et d'origine végétale (Toutes les huiles obtenues par pression de graines d'oléagineux : arachide, tournesol, maïs, colza, etc., et les margarines).

Les graisses cachées sont soit des graisses qui proviennent de différents aliments (viandes, œufs, laits, fromages, fruits oléagineux) soit des graisses qui sont incorporées lors de la préparation d'aliments industriels (biscuits, biscottes, plats préparés). Une fois absorbés par l'intestin, les acides gras peuvent servir de source d'énergie aux muscles.

Enfin, selon les besoins de l'organisme, certains acides gras sont transformés en molécules messagères comme les thromboxanes, les prostaglandines ou les leucotriènes.

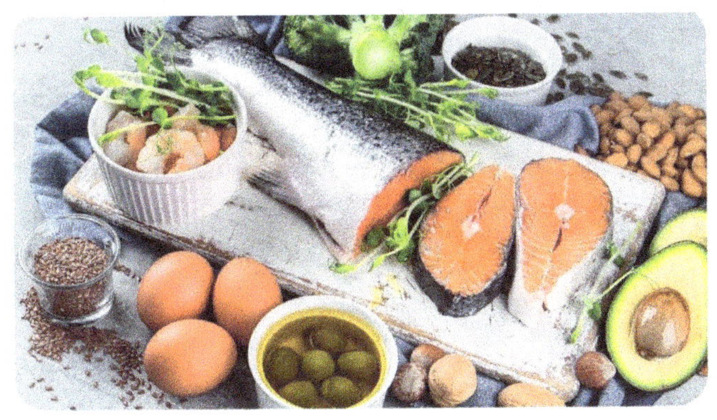

Le cholestérol, qu'il soit d'origine alimentaire ou fabriqué par le foie, sert à fabriquer des substances indispensables telles que la bile, les hormones sexuelles (progestérone, testostérone, estradiol) ou encore les hormones du stress (cortisol). C'est aussi un constituant indispensable des membranes cellulaires.

De plus, les graisses alimentaires servent de véhicule pour les vitamines liposolubles A, D, E, K (Exemple : vitamines A et D dans le beurre, vitamine E dans les huiles végétales par exemple).

Pour la cuisson, les corps gras les mieux adaptés sont ceux qui sont gardent une certaine stabilité face à la chaleur, il s'agit donc de graisses saturées d'origine animale et végétale et de graisses monoinsaturées. Des indices de stabilité inhérente ont été calculés pour les corps gras dans les études Perkins, E de 1996 et List, G. 1985. Ils sont fonction du taux de réaction de leurs acides gras avec l'oxygène.

Ainsi, une huile qui possède un indice de stabilité faible est moins susceptible à l'oxydation lors d'une friture. Parmi les corps gras les plus résistants à la chaleur, on trouve donc l'huile de noix de coco, qui est très saturée (92 % d'acides gras saturés), l'huile de palme, l'huile d'olive, et dans une moindre mesure l'huile d'arachide. Par ailleurs, l'huile de noix de coco est riche en triglycérides à chaîne moyenne (TCM) qui peuvent présenter des bénéfices supplémentaires.

En effet, ces TCM ne sont pas dégradés comme la plupart des acides gras saturés, mais utilisés directement par l'organisme pour fournir de l'énergie.

Toutes les autres huiles, notamment celle de colza et de tournesol, riches en acides gras insaturés et très utilisées aux Antilles, ne sont pas recommandées pour la cuisson, mais plutôt en assaisonnement.

Certains aromates et épices contiennent des composés phénoliques qui peuvent retarder les processus d'oxydation. Vous pouvez donc composer votre huile de cuisson en incorporant des clous de girofle, de la cannelle ou du curcuma en morceau en laissant macérer ces éléments pendant 2 à 3 semaines dans l'huile de votre choix.

Les protéines

Les protéines sont des matériaux fondamentaux de la matière vivante. La plupart de nos aliments en contiennent. Du point de vue biochimique, il s'agit de grosses molécules formées de chaînes de longueur variable d'acides aminés. Toutes les protéines, qu'elles soient d'origine bactérienne, végétale ou animale sont constituées à partir d'un groupe de 20 acides aminés.

On trouve des protéines dans les aliments d'origine animale (viandes, poissons, œufs, fromages, laits) et également dans les aliments d'origine végétale (céréales, légumineuses, oléagineux). La valeur nutritionnelle des protéines varie selon leur origine.

L'organisme utilise les acides aminés libérés lors de la digestion pour la synthèse de ses propres protéines, matériau de base de toute l'infrastructure cellulaire, des tissus, des organes, mais aussi de substances vitales comme les enzymes, les anticorps, les hormones, les neurotransmetteurs, etc. Les protéines ont donc énormément de fonctions et ne se limitent pas aux tissus musculaires.

L'organisme est capable de produire lui-même 16 acides aminés, à partir d'autres nutriments comme le glucose par exemple. Il doit en revanche impérativement trouver dans l'alimentation les 8 autres. Ces derniers sont dits « indispensables ».

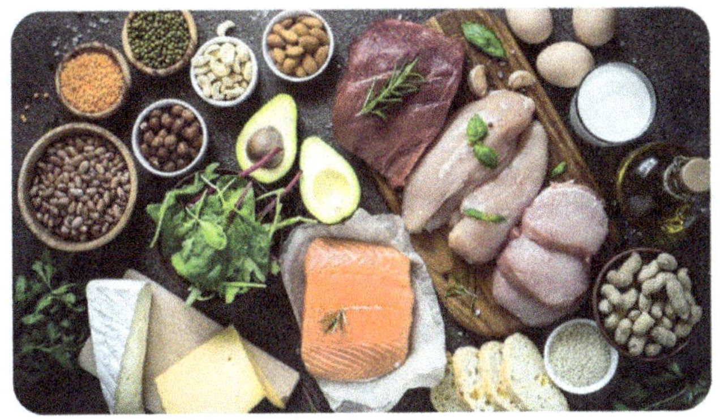

Lorsque les protéines alimentaires viennent à manquer, l'organisme va les puiser dans ses propres muscles, car il a besoin en permanence d'acides aminés pour fabriquer ses propres protéines. C'est la malnutrition protidique. A ce sujet, l'on retrouve comme symptômes :

- Fatigue

- Chute de cheveux, ongles cassants

- Baisse de la vue

- Fragilité ligamentaire

- Ostéoporose

- Déficiences du système immunitaire (plus grande vulnérabilité aux infections à répétition)

À l'inverse, l'excès de consommation d'aliments protéiques peut entraîner des conséquences néfastes : augmentation de l'urée, augmentation de l'acide urique (inflammation des articulations), acidification de l'organisme ce qui favorise la perte osseuse. Trouver l'équilibre reste le meilleur compromis.

L'alimentation VVV

Végétal, vrai et varié : voici, selon le docteur en nutrition humain Anthony Fardet, les 3 règles dont le respect nous aide à garder un mode alimentaire sain et équilibré. À ceci, l'on pourrait rajouter un quatrième V qui serait la valeur vivante. Une laitue, fraîchement sortie du champ, contient une vitalité bien plus élevée qu'une laitue restée au magasin plusieurs jours.

De plus, peut-on affirmer que des aliments emballés, sous cellophane, stockés et à durée de vie rallongée sont vivants ? Nous devrions accorder la même attention aux biens matériels que nous achetons qu'à la nourriture qui rentre en nous, pour devenir nous.

C'est un raccourci que de dire que l'on est ce que l'on mange (nous sommes plutôt ce que nous assimilons) mais l'idée est bien là ; nous sommes des êtres vivants. Il paraît évident d'introduire de la vie en nous pour se maintenir en santé, car c'est lorsque nous la perdons que nous prenons en compte son importance.

L'être humain a tendance à pointer du doigt les choses qui ne vont pas. Nous sommes des hypersensibles à la difficulté, à la douleur. Mais ces moments sont le plus souvent moins nombreux que les fois où nous ne souffrons pas. Eckhart Tollé, un écrivain, nous invite à honorer le moment Présent pour ce qu'il est vraiment : la seule chose qui existe. Tout se passe ici et maintenant, rien n'existe ailleurs que dans le moment présent. Pendant que tu lis ces lignes, est-ce que tu es dans la souffrance ? Glorifions ces moments lorsque tout va bien, tout comme nous mettons en avant les moments difficiles.

Alimentation Variée : Adopter une alimentation variée en introduisant un nouvel aliment par semaine. L'être humain fait partie intégrante de la nature, se rapprocher de ce que la nature nous propose à chaque saison semble être un chemin intéressant à emprunter. Il est naturel d'ajuster, en fonction de la saison, son alimentation, en fruits, légumes et céréales, voire le mode de cuisson.

Les fruits et légumes de saison et de proximité permettent de gagner sur le plan qualitatif, écologique et économique. En effet, la plante donne le meilleur d'elle-même quand son rythme et ses conditions de croissance ont été respectés.

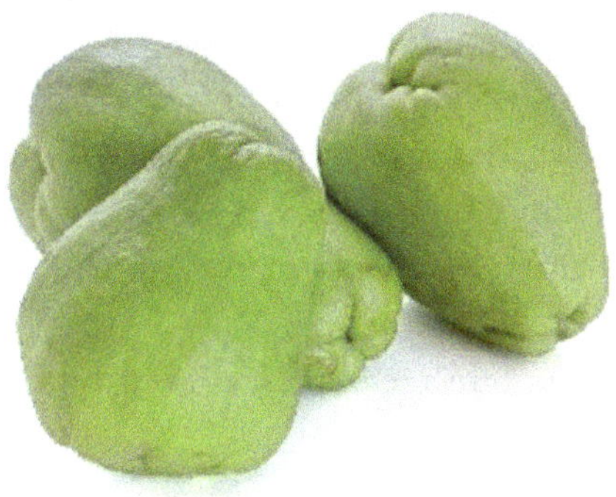

Au contraire, la qualité gustative d'un fruit ou d'un légume, sa quantité de vitamines, de minéraux et d'antioxydants varient d'une saison à l'autre. Elle aura tendance à diminuer si :

- La production a été accélérée (hors-sol, chauffage, engrais, pesticides)

- La récolte ne s'est pas faite à maturité et qu'elle a longtemps été stockée, durant le voyage par exemple

Nous n'avons pas tous un jardin, mais il est possible de se rapprocher des petits producteurs locaux (certifiés sans chlordécone selon le produit). Et si nous allions serrer la main de celui qui nous nourris ?

<u>Alimentation Vraie</u> : ce sont des produits bruts, non transformés.

Pendant plusieurs milliers d'années, nos ancêtres ont préparé leurs repas à partir d'ingrédients bruts (fruits, légumes, noix, tubercules, viandes, poissons, lait...) ou peu transformés : (farines de céréales ou tubercules, salaisons, graisses animales ou végétales, laits fermentés...).

Mais au cours des 100 dernières années, avec les nombreuses mutations sociétales, nous avons peu à peu laissé l'industrie agro-alimentaire et celle de la restauration rapide préparer les repas à notre place, et parfois même les prédigérer, technique de préparation qui a inondé les rayons des supermarchés par la présence d'aliments ultra-transformés.

Manger vrai, c'est avant tout manger peu ou très peu de faux aliments, ou très peu, c'est-à-dire d'aliments ultra-transformés. Ce qui compte, c'est le degré de transformation d'un aliment. Et pour le connaître, c'est assez simple : il suffit de regarder la liste des ingrédients. Plus de 5 ingrédients, dont sucre, sel, graisses, additifs, caséine, lactose, gluten, isolats de protéines ? Si le produit en contient plus de 5, alors il peut être plus qualitatif d'en choisir un autre.

Exemple de matière première et de ses produits dérivés :

- Pomme de terre : peu ou pas transformée

- Purée maison : normalement transformée

- Chips reconstituées : ultra transformés

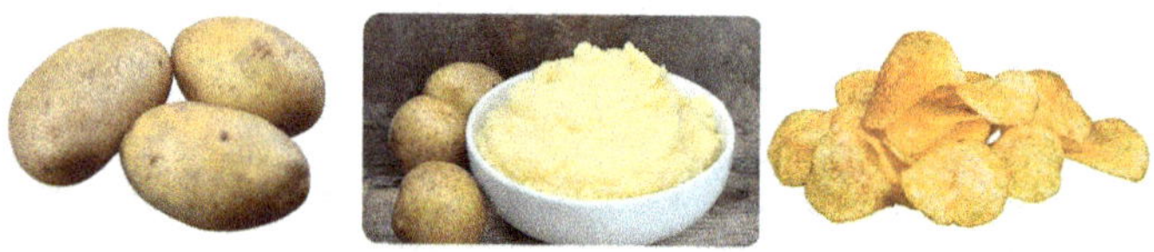

Cependant, devenir rigide sur son alimentation n'est pas une voie à privilégier, car cela entraine frustrations et insatisfactions. Se faire plaisir par moment, sans prendre les choses tout le temps au sérieux, me semble important…

Quels sont donc les vrais aliments ?

- Fruits et légumes, légumes secs. De préférence de saison, cultivés localement, et bio pour certains. Tous les fruits et légumes n'ont pas forcément besoin d'être achetés bio comme l'avocat par exemple.

- Céréales et produits assimilés comme céréales. Céréales complètes, peu transformées en privilégiant les variétés anciennes : épeautre,

kamut, petit épeautre. Le pain sera levé traditionnellement, c'est-à-
dire au levain, est meilleur pour la santé.

- Noix. Toutes les noix, amandes et autres oléagineux secs, nature, non
  salés, non grillés.

- Œufs. Privilégiez les œufs de poule bio, nourries aux graines de lin.
  (Certifiés sans chlordécone) *

- Viandes. De préférence issues d'animaux nourris à l'herbe : ces
  viandes ont des taux d'acides gras monoinsaturés et polyinsaturés
  (oméga-3) supérieurs.

- Poissons et fruits de mer. De préférence issus de la pêche durable
  ou d'élevages durables (pas de nourriture ayant contribué à la
  déforestation).

- Corps gras. Évitez la margarine, mais favorisez les graisses naturelles
  comme le beurre, l'huile d'olive extra-vierge, l'huile de colza première
  pression, l'huile de noix de coco, le saindoux, la graisse d'oie.

- Produits laitiers. Lait, fromage, yaourt, kéfir, issus de vaches nourries
  à l'herbe, de chèvres ou de brebis. Favorisez les produits entiers et
  non sucrés de préférence, car de nombreux produits laitiers allégés
  sont ultra-transformés.

- Boissons. Eau en quantité et thé, café, kombucha (thé fermenté),
  laits et jus végétaux. Les personnes qui ne sont pas abstinentes et qui
  ne possèdent pas de contre-indication médicale peuvent consommer
  un peu de vin rouge aux repas, bio de préférence.

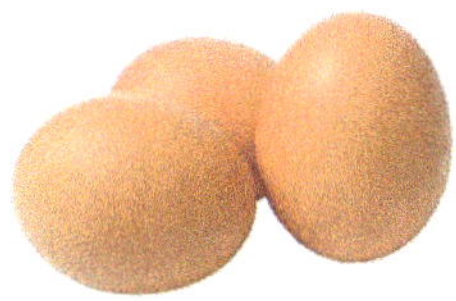

Notons que les œufs sont également soumis à la contamination au chlordécone. Certaines études montrent que les teneurs maximales peuvent atteindre 37µg/kg alors que la limite maximale de résidu est de 20µg. Le mode d'élevage en hors-sol permanent apparaît comme la solution conservatoire à préconiser sur les terrains contaminés, en particulier les andosols dont les teneurs en chlordécone peuvent été très importantes.

<u>Alimentation végétale</u>

Pour être en santé, nous devrions consommer en grande partie des aliments d'origine végétale (au moins à 50 % de notre alimentation). En fait, il faudrait consommer plus de la moitié de sa nourriture, en poids, sous la forme de végétaux crus, secs, fermentés ou cuits.

Ce régime alimentaire s'accorde parfaitement à notre physiologie digestive et à notre microbiote intestinal, c'est-à-dire aux « bonnes » bactéries qui vivent en nous et qui contribuent à notre santé. En suivant ces recommandations, vous optimisez aussi les apports en fibres. Présentes dans les légumes et les fruits frais ou secs, les céréales, les légumes secs, les fibres exercent une influence sur le taux de sucre sanguin et le transit.

Si adopter un régime végétarien ou végan est plutôt vu comme un mode d'alimentation sain, il nous faut aussi comprendre que l'industrie agro-alimentaire s'est empressée de s'emparer de ce « nouveau marché » en proposant des produits censés remplacer la viande et les produits animaux.

C'est ainsi qu'est apparue la junk food végétale : car steaks, saucisses végétales et autres sont bien souvent constitués d'ingrédients que l'on ne trouve pas dans les placards de notre cuisine, d'agents cosmétiques et économiques (ACE), et d'additifs. Ce sont par définition des aliments ultra-transformés (AUT), de faux aliments. Or, la consommation d'AUT a été associée à un risque de mortalité, de surpoids, de diabète, mais aussi de cancer plus élevé.

Alimentation et micronutrition

Des apports insuffisants en vitamines et minéraux engendrent des conséquences pouvant être graves et peuvent entraîner une baisse de vitalité, car les vitamines et minéraux servent notamment à transformer notre alimentation en énergie.

Une alimentation pauvre en nutriments affecte le système immunitaire et provoque le vieillissement accéléré et une fragilisation générale, le corps ayant besoin de vitamines et de minéraux, en plus de protéines et de bonnes graisses pour être en santé.

De plus, le cerveau se dégrade s'il n'a pas suffisamment de matériaux (protéines, vitamines et minéraux) pour fabriquer ses neurotransmetteurs. Certaines carences peuvent mener à des problèmes neurologiques irréversibles. Il existe beaucoup de personnes actives qui voient leur mémoire baisser et qui retrouvent tout leur potentiel après avoir refait le plein en vitamines et minéraux.

De surcroît, des troubles de l'humeur sont corrélés à une carence vitaminique, car comme pour le cerveau, l'humeur est intimement liée à la fabrication de neurotransmetteurs. Ceux qui entrent en action ici sont la sérotonine, hormone de la bonne humeur, et la dopamine, hormone de l'action. Au niveau alimentaire, la carence en micronutriments entraîne des compulsions, le corps cherchant à combler ce qu'il lui manque.

De ce fait, beaucoup de personnes s'orientent vers des boissons excitantes et sucrées, mais ces aliments finissent par brûler nos dernières réserves en vitamines. Ces choix alimentaires ont pour conséquence logique la prise de poids. Elle est directement liée aux carences, aux compulsions alimentaires, aux hormones, aux choix des aliments et aux excès. Les surplus sont stockés et ne peuvent être transformés en énergie.

Alimentation et inflammation

L'inflammation chronique n'est rien d'autre qu'une activation permanente du système immunitaire. Cette suractivation inutile fait vieillir tous les composants de l'immunité et expose aussi bien aux maladies chroniques qu'infectieuses.

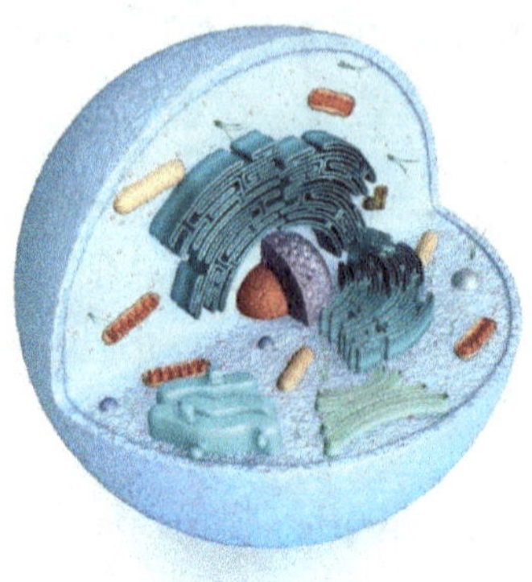

L'inflammation est impliquée dans l'athérosclérose, qui conduit à l'infarctus et aux accidents vasculaires cérébraux ; mais l'inflammation est aussi à l'œuvre dans le cancer, le diabète, l'asthme, la dépression, le syndrome métabolique et dans bien d'autres maladies comme les maladies neurodégénératives. La pandémie de Covid-19 a montré que les personnes atteintes de pathologies inflammatoires chroniques, comme le diabète, étaient plus vulnérables.

L'alimentation n'est pas le seul facteur inflammatoire dans notre environnement et notre mode de vie, mais elle peut contribuer à l'inflammation chronique. En 2009, puis en 2014, des chercheurs ont établi un lien entre certains régimes alimentaires et des marqueurs connus de l'inflammation comme la protéine C-réactive (CRP), les interleukines pro-inflammatoires (IL-1b, IL-6, TNF-a), et les interleukines anti-inflammatoires comme l'IL-4 ou l'IL-10

Les aliments ultra-transformés sont des produits prêts à chauffer et prêts à consommer, créés pour remplacer les plats faits maison. Ils sont faits de l'assemblage d'ingrédients isolés, pauvres en fibres, riches en sucres et leur consommation régulière est souvent associée à la prise de poids, l'obésité et aux maladies chroniques non-transmissibles ; en outre, consommés en excès, ils pourraient favoriser les maladies auto-immunes.

Des études ont trouvé une association entre la consommation d'aliments transformés ou ultra-transformés et le score mesurant le potentiel inflammatoire de l'alimentation [Marit K 2018]. Leur composition nutritionnelle peut induire un déséquilibre du microbiote intestinal, favorisant une réponse pro-inflammatoire et par conséquent, un « intestin qui fuit », ce qui déclenche une nouvelle réponse immunitaire.

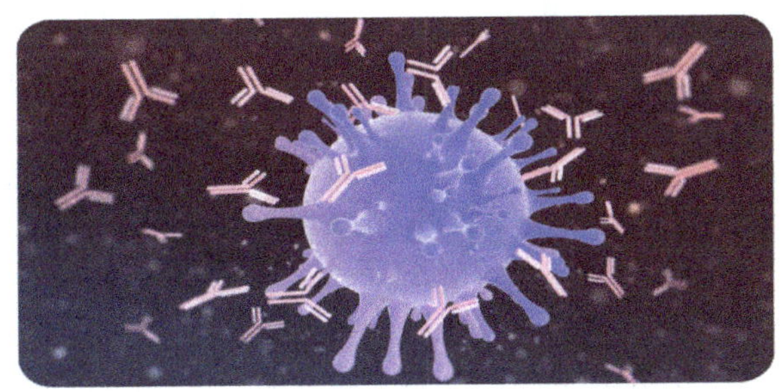

Un intestin poreux n'a plus la capacité d'assimilé les nutriments présents dans l'alimentation, mais surtout, il ne peut plus exercer son rôle de barrière entre ce le milieu interne et le milieu externe. De ce fait, des éléments indésirables peuvent pénétrer la circulation sanguine et engendrent bon nombre de problématiques telles que des intolérances alimentaires, ou sur le long terme des maladies auto-immunes.

D'un autre côté, ils sont riches en produits de glycation avancés (caramélisation des protéines) qui sont vus par l'organisme comme des intrus, et entraînent une réponse inflammatoire systémique. Il est possible de diminuer le score inflammatoire de son alimentation, et donc d'éviter de suractiver son système immunitaire, en choisissant mieux ses aliments. En agissant ainsi, on réduit aussi bien son risque de maladies chroniques non-transmissibles, que celui de complications au sein de l'organisme après une infection.

Les produits de glycation avancée

Cette réaction entre sucre et protéines contribue au vieillissement accéléré. Les produits de glycation avancée ou AGE (advanced glycation endproducts) sont des substances issues de la réaction entre un sucre et des résidus de protéines, mais qui peuvent aussi résulter de l'oxydation des graisses. A dose élevée, ils sont soupçonnés d'accélérer le vieillissement et d'augmenter le risque de certaines maladies. Les AGE sont présents en quantité importante dans notre corps. Une partie d'entre eux se forme directement dans l'organisme, notamment lorsque le sucre sanguin est élevé, mais leur majorité provient de notre alimentation.

Evoquons aussi une réaction à laquelle nous pouvons assister tous les jours lorsque nous cuisinons. Le rôti tout juste sorti du four avec sa belle couleur caramélisée ? C'est la réaction de Maillard. L'arôme puissant du café torréfié ? Encore la réaction de Maillard. Le barbecue de poulet ? C'est la réaction de Maillard. La belle croûte dorée du pain ? Toujours la réaction de Maillard. Incontestablement, tout cela stimule nos yeux, notre odorat et ravit nos papilles. Hélas, en matière d'alimentation, en matière de goût, ce qui est bon… n'est pas toujours bon pour la santé.

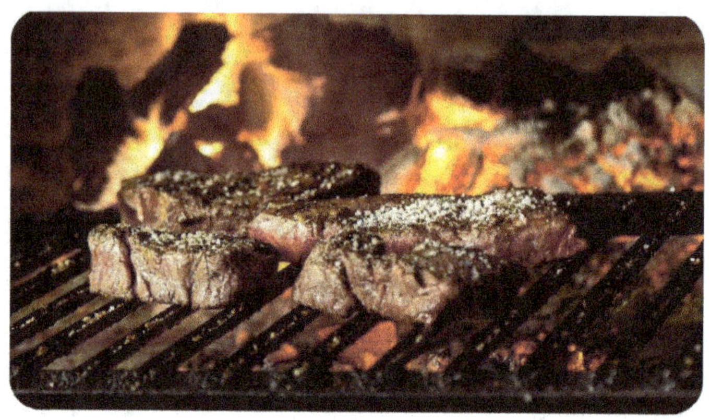

Les modes de cuisson sont donc responsables de la quantité d'AGE que l'on va trouver dans notre assiette, quantité qui peut parfois être très importante. À ce sujet, privilégier les cuissons à vapeur douce est une alternative très qualitative.

Un régime alimentaire riche en AGE conduit à l'obstruction des parois internes des veines et entrave la circulation sanguine, les jambes peuvent devenir plus lourdes avec pour conséquence des chevilles gonflées, des œdèmes, des fourmillements douloureux dans les mollets, des varices, mais aussi des hémorroïdes. De plus, la glycation affecte les trois couches constituant la peau. Elle freine l'apport nutritionnel nécessaire à la santé de la peau et entraîne une perte de l'élasticité que l'on peut constater par exemple sur le visage avec des plis de la bouche ou encore par l'apparition de rides liée à un affaiblissement de l'hydratation cutanée.

La consommation excessive de produits de ce type affecte aussi le cristallin de l'œil en le rendant opaque, ce qui peut provoquer cataracte et troubles de la vision. La rétine est fragilisée, ce qui contribue à la dégénérescence maculaire liée à l'âge (DMLA) avec une baisse de la vision aussi bien de près que de loin.

Ce n'est malheureusement pas tout car à cause des AGE, le système ostéoarticulaire est perturbé : la glycation de la membrane synoviale qui entoure les capsules articulaires aggrave les pathologies associées à la désagrégation des cartilages, ce qui provoque l'arthrose. La lubrification des articulations ne se fait plus et l'inflammation est sensiblement accrue.

De plus, du fait d'une forte présence d'AGE dans le corps, les dendrites (prolongements du corps cellulaire des neurones) des neurones sont affectés, ce qui entraîne une perturbation des messagers chimique. Il s'ensuit une perte de la mémoire et des difficultés de sommeil, des difficultés de verbalisation et une dégénérescence contribuant à l'apparition de la maladie d'Alzheimer.

Enfin, le système digestif, si important, n'est pas épargné par ces composés. L'obstruction des canaux provoque un ralentissement du fonctionnement des cellules et un arrêt progressif de la sécrétion d'insuline, ce dernier étant impliqué dans les pathologies comme le diabète. Le canal hépatique (foie), la vésicule biliaire et le canal cholédoque peuvent être obstrués par des produits glyqués. Non seulement le foie ne sécrète plus assez de bile, mais en plus, celle-ci a du mal à rejoindre le duodénum, ce qui peut occasionner des problématiques digestives.

La gestion de la glycémie

Le glucose est la principale source d'énergie utilisée par le corps et est obtenu à partir des glucides. Pour qu'il soit métabolisé, il doit d'abord entrer dans la circulation sanguine. Ensuite, le pancréas libère l'hormone insuline dans le sang, de sorte que le glucose peut être transporté dans les cellules.

Au cours des cinq dernières années, les scientifiques ont découvert que l'excès de glucose peut affecter tout le monde, pas seulement les personnes atteintes de diabète. Quand nous avons une glycémie trop élevée, notre peau se couvre de boutons, nous nous sentons fatigués et affamés tout le temps, nous développons des rides et notre équilibre hormonal est perturbé. Au fil du temps, une glycémie trop élevée contribue au développement de maladies chroniques comme le diabète de type 2, le syndrome des ovaires polykystiques, le cancer, la démence et les maladies cardiaques.

<u>Conseils pratiques :</u>

• Commencer un repas par une salade vinaigrée tant pour les fibres protectrices des crudités que pour l'impact du vinaigre sur le ralentissement des effets du glucose qui sera ingéré au cours du repas.

• Réserver les sucreries, y compris les fruits, pour la fin des repas. Il est recommandé d'ingérer les fruits en dehors de tout repas, cependant, si vous n'avez aucun problème de digestion, ils peuvent être consommés en dessert.

• Faire 10 minutes de marche ou d'activité physique douce en sortant de table : ainsi, le sucre va apporter de l'énergie à nos muscles au lieu de se stocker dans nos cellules graisseuses.

• Préférer un petit-déjeuner protéiné et salé pour éviter les fringales ou les coups de barre de milieu de matinée.

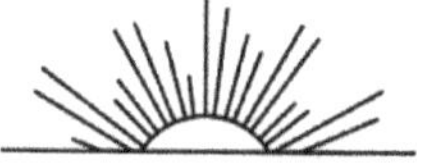

Propositions de petit-déjeuner :

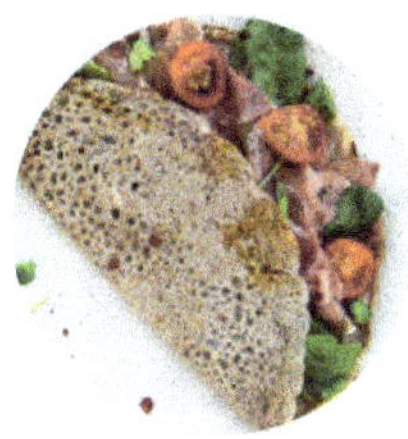

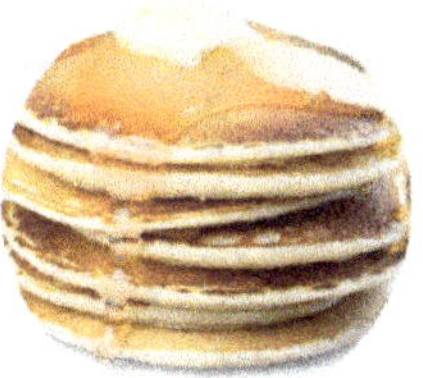

Galette de sarrasin :
250g farine de sarrasin, 40cl eau,
2 œufs
topping : salade, fromage, purée
oléagineux

Pancakes :
250g farine de riz, 2 oeufs, 25cl lait
végétal, poudre à lever,
topping : purée amande

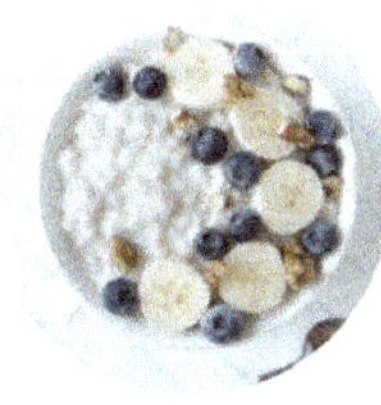

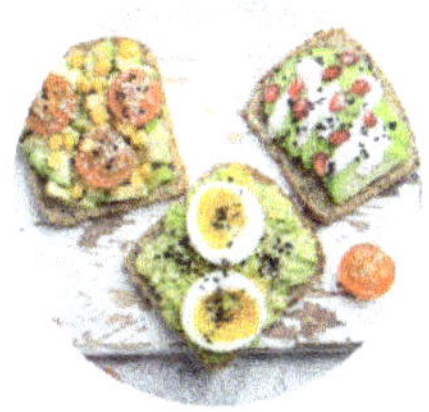

Porridge :
Lait végétal, flocons d'avoine,
fruits, oléagineux

Toast avocat :
Pain au levain, avocat, œufs,
salade, graines germées

À chaque repas, dans l'idéal, manger doit nous permettre de faire le plein de macronutriment (protéines, lipides, glucides) mais aussi de micro-nutriments. (vitamines et minéraux.)

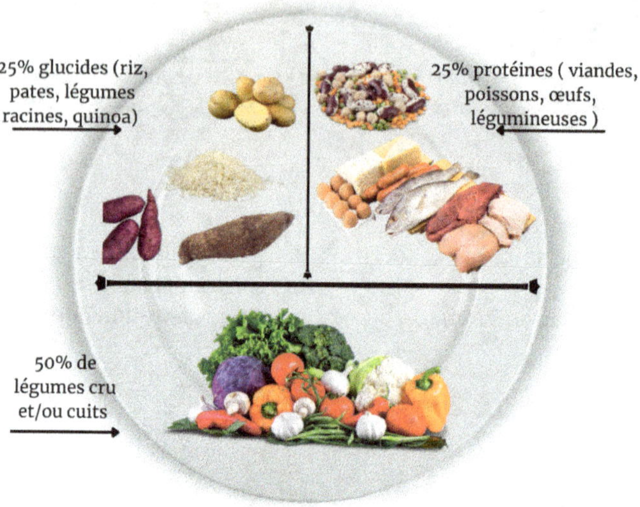

Avec en supplément de cette assiette une bonne source de gras comme de l'huile de qualité (olive, coco, lin) ou provenant de l'avocat, des noisettes, des noix de macadamia, des sardines, des maquereaux…

En résumé, notre alimentation devrait être digeste, source de plaisir, riche en micro-nutriments et composée essentiellement d'aliments bruts naturels.

Au supermarché, faites les bons choix. Ayez le réflexe de lire les listes d'ingrédients. Plus il y a d'ingrédients, plus c'est mauvais signe. Méfiance aussi si l'aliment contient des ingrédients dont vous ne connaissez pas le nom et que vous ne trouvez pas dans les placards de votre cuisine, comme carboxyméthylcellulose, lécithines, etc. Si un produit est allégé ou s'il porte une allégation de santé du type « enrichi en », il est fort probable que vous soyez en présence d'un aliment ultra-transformé.

Sur des catégories de produits habituellement gras, sucrés ou salés, la présence d'allégations de santé favorables, comme « riche en fibres » ou « pauvre en sucre », devrait vous inviter à la méfiance. Il pourrait s'agir de fibres isolées ajoutées plutôt que de fibres natives naturellement présentes. Pour remplacer le sucre, l'industriel a pu ajouter des édulcorants artificiels.

Des textures inhabituelles que vous ne pourriez pas reproduire chez vous sont aussi douteuses. Il s'agit probablement de produits dont la matrice alimentaire a été déstructurée pour donner une forme plus attrayante. Même chose pour ce qui est des couleurs vives. Impossible de les obtenir sans avoir recours à une bonne dose de colorants.

Je vous conseille d'acheter des aliments bruts, peu ou simplement transformés et de les cuisiner vous-même. Commencez progressivement à vous impliquer dans la préparation des repas faits maison en testant de nouvelles recettes. Rien ne sera plus savoureux et plaisant qu'un plat fait par vous-même.

Enfin, il peut être intéressant de consommer vos produits en utilisant l'application l'application Siga. Privilégiez une consommation d'aliments notés entre 1 et 4, en laissant les aliments ultra-transformés (notés de 5 à 7) pour une consommation occasionnelle.

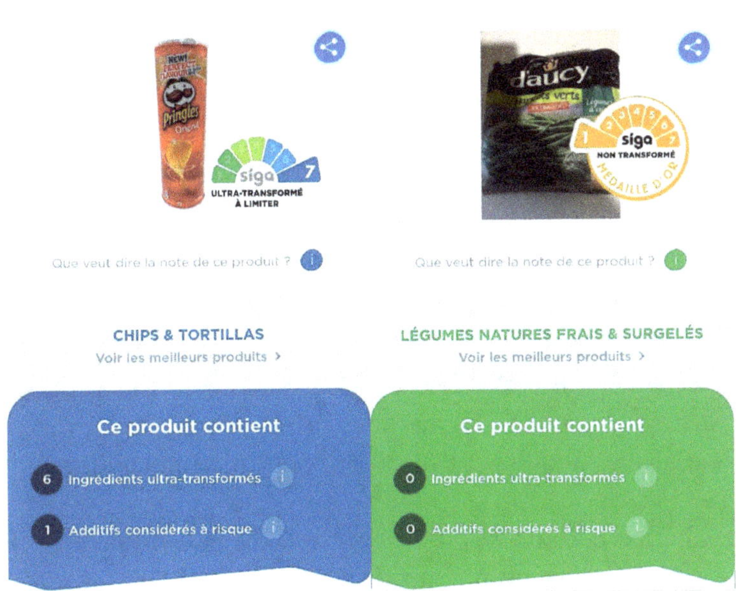

Chlordécone et alimentation

Une partie des terres agricoles des Antilles est donc polluée par le chlordécone, comme nous l'avons précédemment vu ; cette carte nous permet d'y voir plus clair.

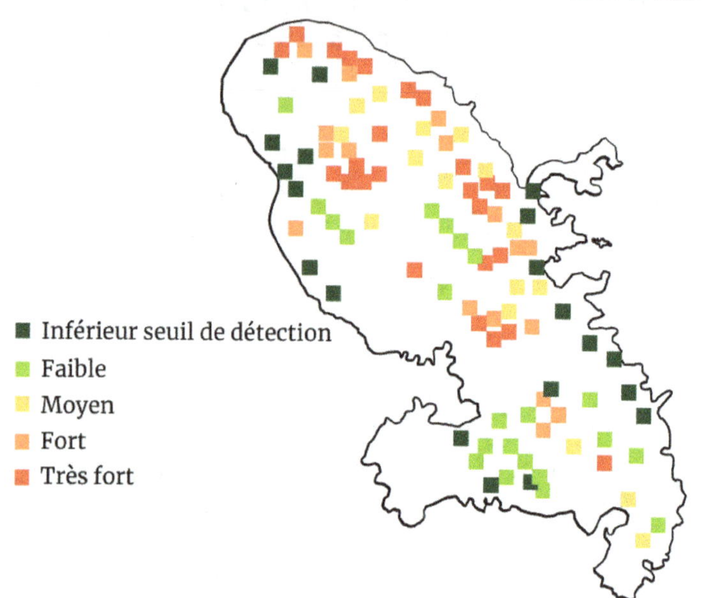

Cartographie de la teneur des sols en Chlordecone

Les sols pollués contaminent certaines productions végétales qui y sont cultivées mais, pas toutes au même niveau car, ils ne transfèrent pas la molécule de la même manière. En effet, le chlordécone contenu dans le sol se diffuse dans les parties souterraines (racines) des cultures mais, atteint difficilement les parties aériennes (feuilles et fruits), sauf pour certaines cultures.

À ce sujet, les cultures ne présentent pas la même sensibilité au polluant. On peut les répartir en trois niveaux de risque :

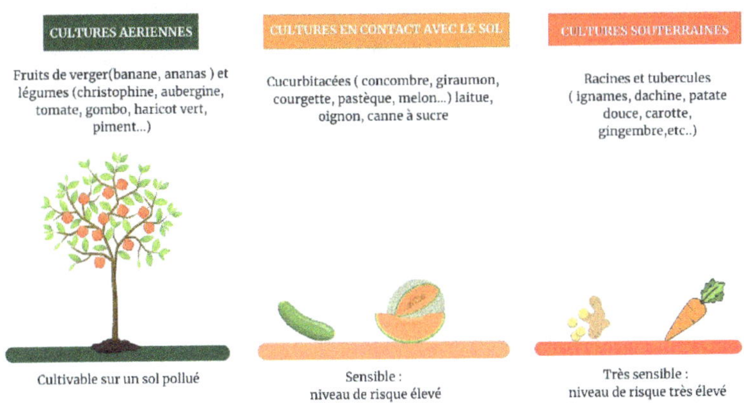

Un seuil de pollution de sol à ne pas dépasser a été déterminé pour chacun de ces types de cultures. Il est indispensable de connaître l'état de pollution de son sol avant de choisir la culture à implanter.

Limite maximale de résidus

Le résidu est la quantité de pesticide qui, après avoir été utilisé, reste dans (et sur) le produit végétal après son application.

La limite maximale de résidus est la quantité maximale d'un pesticide autorisée dans une denrée. Elle est établie afin de respecter la santé du consommateur. Pour le chlordécone dans les denrées végétales, la LMR est fixée à 20µg de chlordécone par kilo de poids frais pour les denrées végétales.

La commercialisation de denrées dont la présence de chlordécone dépasse cette limite est interdite, car leur consommation peut entraîner des risques pour la santé.

Par ailleurs, dans le cadre de ses missions de valorisation et de protection du patrimoine naturel et culturel de Martinique et fort de son expérience de labélisation, le Parc Naturel Régional de la Martinique propose un label qui valorise les produits agricoles de Martinique ayant une traçabilité Zéro Chlordécone.

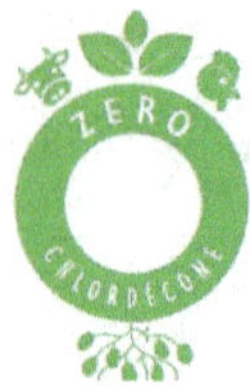

Ce projet a permis la labellisation des premiers agriculteurs qui assure le contrôle des produits, garantit la traçabilité et accompagne la distribution des cultures maraichères, vivrières, fruitières et de la viande produite par ces agriculteurs.

Les agriculteurs peuvent donc offrir aux consommateurs des produits garantis sans chlordécone.

Des informations sur l'alimentation ont été données dans ce chapitre, voyons maintenant le sujet épineux de l'eau.

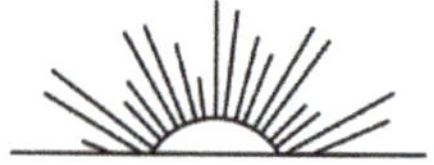

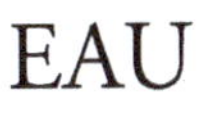

EAU

> « *L'eau vaut plus pour ce qu'elle emporte que par ce qu'elle apporte.* »
>
> *Louis-Claude Vincent*

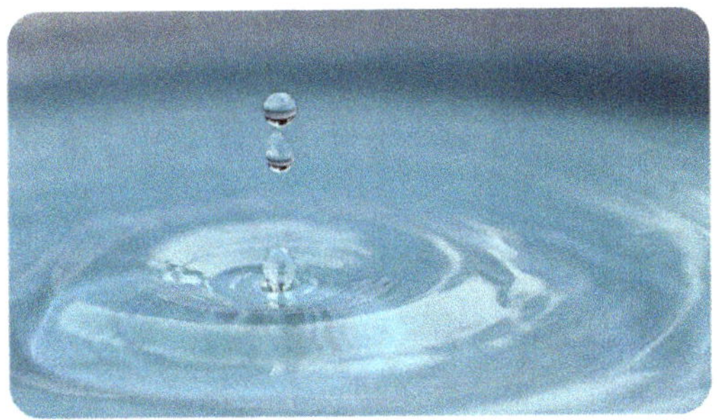

L'eau nous habite, elle nous hydrate, elle nous nourrit, elle nous rafraîchit, elle nous nettoie, elle nous purifie… l'eau est source de vie. L'eau est un constituant fondamental de la matière vivante : fruits, légumes, lait, mais aussi de l'homme. Elle représente 70 % du poids du corps humain. Les principaux minéraux que nous retrouvons dans l'eau sont le calcium, le sodium, le magnésium et le potassium.

L'eau sert à transporter des nutriments dans le corps, joue un rôle dans l'hydratation et la communication cellulaire, la respiration (par humidification de l'oxygène), l'amortissement au niveau des articulations, la régulation de la thermogenèse, l'élimination des toxines et l'équilibre hydro-électrique. Nous vieillissons à mesure que nous nous déshydratons.

Dans ce chapitre, nous allons étudier la quantité d'eau dont nous avons besoin chaque jour.

Quantité nécessaire d'eau et conditions d'absorption

La quantité d'eau nécessaire pour chacun va dépendre de nombreux facteurs : le niveau d'effort physique fourni pendant la journée, la température, l'âge, la transpiration, et surtout l'alimentation de la personne en question. Une personne qui mange beaucoup de végétaux crus n'aura pas les mêmes besoins qu'une personne qui transpire beaucoup avec un régime riche en amidon, dont la digestion nécessite une grande quantité d'eau.

Nous perdons environ 2,5 litres par jour : dans les urines principalement, dans les selles, mais aussi par la sueur et les poumons. Nous absorbons 1 litre d'eau dans les aliments. Le reste, environ 1,5 litre, doit être apporté par nos boissons, mais pas n'importe lesquelles puisque certaines, consommées en excès, sont déshydratantes (café, boissons sucrées et alcool).

Techniquement, pour pouvoir éliminer naturellement le maximum de déchets hydrosolubles, en moyenne et au repos, il faudrait boire un millilitre d'eau par quart d'heure, par kilo de poids. Par exemple, imaginons quelqu'un pesant 60 kg, celui-ci devrait boire 6 cl d'eau tous les quarts d'heure, ce qui équivaut à ¼ de litre par heure, donc 1 litre toutes les 4 heures. Cela correspond, sur une journée de 12 heures, l'absorption de 3 litres d'eau. C'est la quantité d'eau dont son corps a besoin pour pouvoir évacuer correctement par les reins les déchets fabriqués en permanence.

En cas d'activité intensive, il faudrait prévoir une plus grande consommation. L'apport en eau peut être aussi un peu réduit si vous avez une consommation riche en fruits et légumes, aqueux notamment. Il est recommandé de ne pas attendre la sensation de soif pour s'hydrater, et ce, par petites gorgées tout au long de la journée. Boire en excès pendant le repas provoque une dilution des enzymes digestives, ce qui gêne la digestion ; aussi, les boissons trop froides ralentissent les processus digestifs tandis qu'une boisson chaude comme une tisane facilitera la digestion.

PH de l'eau

Les travaux de Louis-Claude Vincent sur le pH nous ont permis d'en savoir plus pour reconnaître une eau de qualité. Le pH, ou potentiel hydrogène, mesure l'acidité d'une solution. Boire une eau plutôt acide (valeur pH entre 6. 5 et 7) est préconisé, mais son pH ne doit pas être inférieur à 6. Si vous devez boire une eau trop basique, c'est-à-dire au pH supérieur à 7.5, les cures ne doivent pas durer plus de 8 à 10 jours.

Les bicarbonates de l'eau ont le pouvoir de neutraliser les acides des aliments, et même l'acide lactique du muscle dont le rein doit se charger. C'est la raison pour laquelle les eaux riches en bicarbonates, comme l'eau de Vichy, l'eau de Perrier et l'eau de Didier peuvent être salutaires. Mais attention de ne pas en consommer tout le temps du fait de leur trop grande teneur en minéraux. Pour connaître le taux minéral d'une bouteille, vérifiez sur l'étiquette le taux de résidus à sec à 180 °C. Les meilleures eaux sont la Mont Roucous, Mont Calm, Rosée de la Reine….

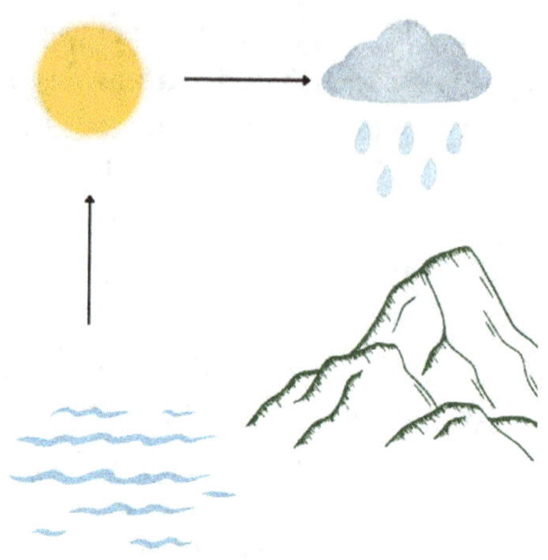

Eaux de la Martinique et chlordécone

Lorsqu'il pleut, l'eau touche le sol et s'infiltre. C'est par ces transferts d'eau principalement que le chlordécone se disperse dans l'environnement. Soit sous forme dissoute dans l'eau, soit associée à des particules de sols. Une contamination lente mais redoutable, de la terre à l'eau, impactant les rivières, les eaux souterraines et le milieu marin aux Antilles. Ces dernières années, des réseaux de surveillance ont été mis en place afin de contrôler la qualité des eaux souterraines, des rivières et du littoral.

En ce qui concerne les eaux souterraines, selon l'Agence Régionale de Santé de Martinique, 21 points de mesures sont en place. Il en résulte que les eaux de la côte caraïbe ne sont pas polluées, ou peu, cependant les concentrations en chlordécone peuvent atteindre 10 µg/litre dans le Nord atlantique.

Les eaux de rivières, elles, sont contrôlées par 21 sites de mesures sur les cours d'eau majeurs de Martinique. En 2014/2015, le chlordécone a été retrouvé dans 71 % des prélèvements : l'aval des bassins-versant occupés par l'agriculture est contaminé. Depuis 2019, un arrêté préfectoral interdit pour toutes les rivières de Martinique la pêche des poissons et crustacés, leur consommation et leur commercialisation en raison du risque sanitaire élevé.

Au sujet des eaux littorales, la contamination des espèces pêchées et consommées est bien connue. Depuis 2009, des arrêtés préfectoraux ont interdit la pêche dans les zones les plus touchées.

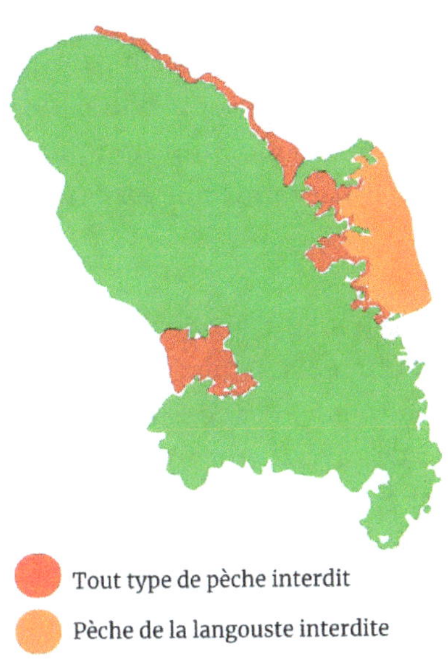

Eau potable

À propos des eaux potables, la majorité de l'eau potable consommée en Martinique provient des rivières ; le reste est puisé dans les nappes phréatiques. La surveillance de la qualité de l'eau potable est assurée au quotidien par les producteurs d'eau et complétée par les contrôles de l'Agence Régionale de Santé de Martinique. Sur les 35 sites de captage de l'île encore en service, 32 sont exempts de contamination [ARS Martinique].

Les eaux de source de bord de route ne sont pas potables. 72 sources de bord de routes ont été analysées entre 2004 et 2008, 40 % d'entre elles étaient contaminés (9 fois sur 10 par le chlordécone). Outre les pesticides, ces ressources sont impropres à la consommation dans 90 % des cas, en raison de leur contamination bactérienne.

L'eau distribuée en robinet en Martinique respecte les valeurs-limites fixées au niveau européen de 0,1 ug/litre d'eau. Les eaux embouteillées locales n'ont jamais été contaminées par le chlordécone [ARS Martinique]. L'eau du robinet est potable au sens qu'elle ne contient pas d'agents pathogènes pouvant générer rapidement des maladies.

Toutefois, elle contient quand même de nombreuses substances toxiques, dont les nitrates, des nitrites, du chlore, de l'aluminium, des restes de médicaments, dont la pilule, des antibiotiques, et des pesticides. Elle contient également des métaux lourds qui sont traités par le chlore, le fluor et des sels d'aluminium.

Des substances indésirables non filtrées sont retrouvées, comme des pesticides, des nitrates d'origine agricole, des hormones synthétiques issues des urines des femmes sous pilule. On constate une féminisation des poissons en raison de la présence de perturbateurs endocriniens des pilules dans des eaux contaminées. Le phénomène se manifeste avec des eaux grises et des eaux usées rejetées, directement ou indirectement via l'irrigation des terres agricoles, par des eaux non-potables. Il y a enfin, potentiellement, des bactéries pathogènes liées à l'état de nos canalisations, qui n'ont pas été renouvelées depuis des dizaines d'années.

Bien que le traitement de l'eau aux Antilles fasse l'objet de contrôles multiples à la sortie de l'usine de production, la qualité de l'eau du robinet peut être altérée à cause de l'état des canalisations de distribution. C'est pour cela que filtrer son eau à la sortie du robinet peut être judicieux pour votre santé ainsi que celle de votre famille. L'eau du robinet est tout à fait potable. Il s'agit même d'un des produits alimentaires parmi les plus contrôlés.

D'un point de vue strictement sanitaire, elle est donc considérée comme étant de bonne qualité dans la majorité des régions. En revanche, côté saveur et odeur, elle ne fait pas toujours l'unanimité. Il faut dire que l'eau fait un long voyage avant d'arriver jusqu'à nos verres. Tout au long de son périple, elle va se charger en différents éléments, dont divers micropolluants qui, même après traitement, peuvent rester présents en quantités infimes.

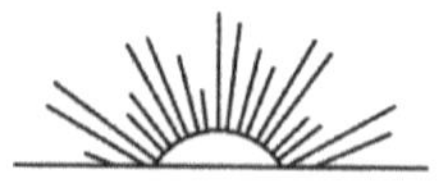

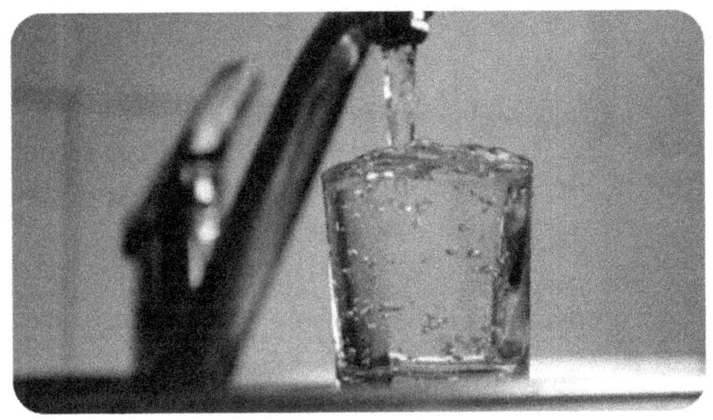

Le traitement de potabilisation, avec notamment l'utilisation du chlore, un désinfectant largement utilisé, participe aussi à altérer la saveur de l'eau et à lui donner une mauvaise odeur.

L'association WWF (World Wildlife Fund) a effectué une étude en 2011 sur l'eau du robinet en France. Les résultats montrent que l'eau du robinet respecte les normes en vigueur. Cependant, 19 molécules ont été détectées : nitrates, résidus chlorés, bromés et aluminium.

Par ailleurs, des molécules d'hydrocarbure aromatique polycyclique (HAP) et d'atrazine (issues de pesticides agricoles) ont été retrouvées dans plus de 20 % des eaux échantillonnées. Filtrer de manière autonome est un acte conscient de santé, plusieurs choix s'offrent à nous, abordons les plus en détail.

Dans une suite logique, les poissons et les organismes aquatiques accumulent, par contact ou par leur alimentation, du chlordécone à des concentrations supérieures à celle de l'eau. C'est pourquoi de nombreuses études ont été menées (organismes de santé) et le sont encore aujourd'hui pour suivre l'évolution de la présence du chlordécone par zone et selon les espèces pêchées afin de mieux comprendre les modes de contamination et de décontamination.

Depuis la fin des années 2000, des études visant à mesurer la contamination des espèces côtières ont permis d'identifier une forte exposition des zones littorales en bordures de bassin-versant agricole, tout particulièrement les estuaires et les fonds de baies. Ces zones représentent 10 % des zones de pêche côtière et ont été fermées à la pêche professionnelle et de loisir en 2010.

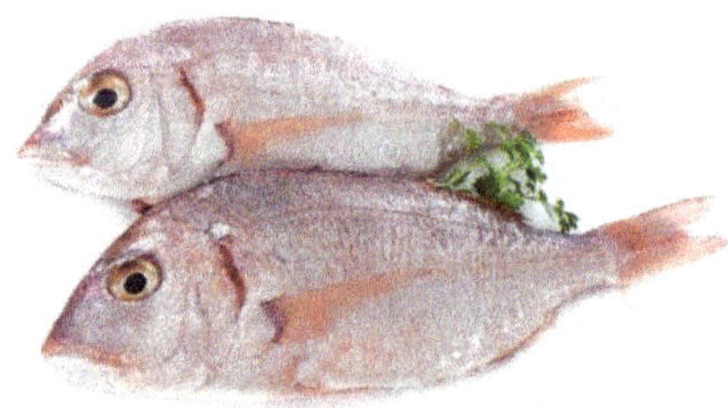

Afin de protéger le consommateur et de veiller au respect de ces interdictions, des actions de contrôle et de sensibilisation sont menées auprès des usagers de la mer. Les contrôles sont coordonnés en mer par la direction de la mer et à terre par la DAAF à l'étale des pêcheurs et sur les lieux de mise en marché du poisson. L'instauration de zones de pêche interdites a permis de réduire les cas de non-conformité des produits de la pêche à 1/10 contre 1/4 auparavant.

Parmi toutes les exploitations d'aquaculture marines contrôlées chaque année, aucune contamination n'a été constatée sur les espèces d'élevage. Les aquacultures d'eau douce contaminées ont été fermées avant 2010. Celles en activité aujourd'hui sont contrôlées systématiquement tous les ans, et, à ce jour, aucune contamination n'a été constatée.

Mémoire de l'eau

La mémoire de l'eau n'entre pas dans les points les plus importants de ce chapitre. Mais j'ai tout de même jugé pertinent de vous en parler, afin que nous comprenions mieux ensemble l'impact que le chlordécone peut avoir eu sur nos eaux...

Des chercheurs ont démontré l'interaction de l'eau avec nos pensées, nos paroles et nos émotions. Masaru Emoto et le docteur Jacques Benveniste par exemple, l'ont prouvé par des études scientifiques. Nos actions, nos émotions, nos paroles et toutes les énergies qui nous entourent émettent des ondes vibratoires. Ces vibrations peuvent être positives ou négatives et vont influencer notre environnement, mais aussi et surtout notre corps. L'eau mémorise les influences vibratoires auxquelles elle a été exposée. On parle alors de la mémoire de l'eau.

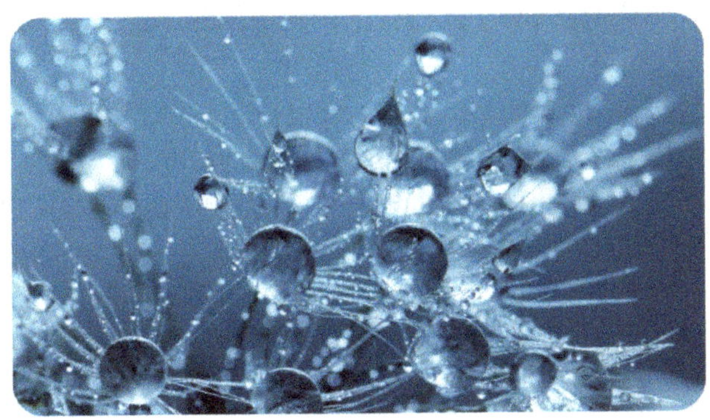

Masaru Emoto a démontré, après avoir étudié la cristallisation de différentes eaux, que les émotions négatives, les paroles négatives, les pensées négatives ou tous les phénomènes électromagnétiques négatifs (téléphone portable, wifi, linky, micro-ondes...) déstructurent les cristaux d'eau. À l'inverse, en présence de vibrations positives, les cristaux d'eau deviennent harmonieux. Ils prennent alors des formes de géométrie sacrée. Les musiques reposantes, les pensées positives, les émotions comme l'amour, la compassion ont ainsi des effets favorables. L'eau est donc un support : c'est incroyable, mais elle garde en mémoire l'information !

Nous sommes directement influencés par les informations vibratoires qui nous entourent, par ce que nous mangeons et ce que nous buvons. Ainsi, toutes les vibrations qui ne sont pas énergétiquement positives et harmonieuses vont participer à déstructurer une partie des cellules de notre corps physique, mais aussi une partie de notre corps sur les plans émotionnel et mental.

Au fur et à mesure que l'eau voyage, elle accumule et conserve les informations de tous les endroits à travers lesquels elle a voyagé.

Ces explications, somme toute brèves, nous poussent à la réflexion quant à l'utilisation du chlordécone sur nos terres et sa perturbation sur nos eaux...

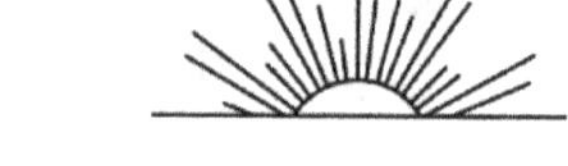

Solutions de traitement de l'eau

Face à cette contamination importante de nos eaux, il paraît nécessaire à tout un chacun de se protéger. Cela est certain : nous ne ferons pas de miracles... Mais nous pouvons nous adapter de façon positive pour éviter la surexposition, à travers la mise en place d'actions simples. En voici quelques-unes...

Filtre à eau

Certains appareils ont mis en place des dispositifs qui reminéralisent l'eau et lui redonnent une structure vivante à travers des vortex. Les systèmes de fontaine à eau tels que Berkey, British Berkefeld, sont eux de puissants filtres à gravité, très efficaces tout en conservant une charge minérale.

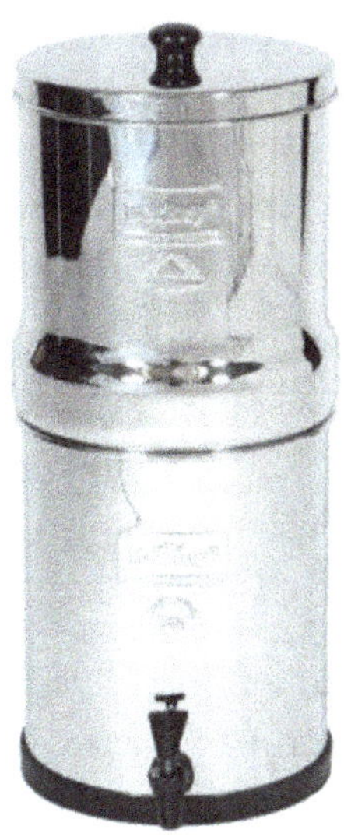

Les filtres à eau Berkey® System associés avec leurs cartouches Black Berkey® filtrent un nombre très important de contaminants : virus, bactéries, parasites, métaux lourds, produits chimiques, produits pharmaceutiques, progestérone, dérivés pétroliers, nitrites, Radon 222, kystes, pesticides, herbicides, chlore, rouille, plomb, mauvaises odeurs… Le chlordécone, l'AMPA (acide aminométhylphosphonique) et le glyphosate, insecticide, herbicide et produit de dégradation du glyphosate, ont été testés avant et après filtration [site Berkey antilles]. La présence du chlordécone dans l'eau est fortement réduite, elle passe de 7.4 µg/l à moins de 0.05 µg/l, en prenant en compte que la limite admissible est de 0.10µg/l.

Eau osmosée

Inventée dans les années 1950, l'eau osmosée est une excellente manière d'épurer l'eau. L'osmose inverse est un système de filtrage d'eau ultra-performant. Développé par la NASA afin de recycler l'eau consommée par les astronautes en mission dans l'espace, le procédé s'est étendu à l'usage domestique. Aujourd'hui, dans chaque foyer, on peut désormais obtenir une eau parfaite et pure sans produits chimiques, ni polluants dangereux pour la santé. La purification de l'eau par osmose inverse permet de nettoyer l'eau de toutes ses impuretés à savoir :

- Le plomb, les nitrates, l'aluminium (ou le sel d'adoucisseur)

- Les polluants tels que les pesticides, les résidus médicamenteux

- Les virus, les bactéries et les parasites.

C'est la garantie de boire une eau saine sans polluants néfastes pour l'organisme. L'installation est relativement facile et elle présente l'avantage de retenir quelques minéraux.

<u>Les carafes filtrantes</u>

Il existe plusieurs solutions pour filtrer son eau du robinet comme les carafes Brita, un produit plutôt marketing, il ne filtre pas efficacement. Les carafes filtrantes n'enlèvent que le goût du chlore. Vous pouvez laisser simplement le chlore s'évaporer en versant l'eau dans une carafe classique 3 heures avant de la consommer, l'effet sera le même. Une fois l'eau filtrée, vous pouvez la dynamiser, c'est-à-dire lui redonner son potentiel vital, en l'exposant une heure au soleil dans une bouteille bleu cobalt. Pour remplacer le soleil, vous pouvez aussi frapper votre bouteille une trentaine de fois ou rajouter quelques gouttes de citron à votre eau. Il existe d'autres méthodes de dynamisation de l'eau, mais plus chères.

<u>Utiliser du charbon actif</u>

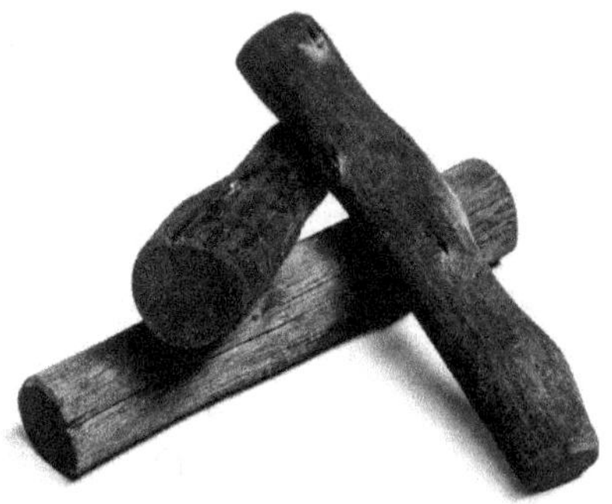

Le charbon actif, ou charbon végétal, est une matière fabriquée à partir de bois ou de matières organiques que l'on va carboniser. Des essences comme le chêne, le hêtre, le bouleau, le peuplier, le pin ou encore le saule et le tilleul sont particulièrement appréciés pour fabriquer du charbon actif. C'est un purificateur utilisé depuis plusieurs siècles pour filtrer l'eau, l'air, ainsi que pour ses propriétés médicinales.

Au fil des avancées technologiques, le charbon actif est entré dans la production de systèmes de décontamination tels que les masques à gaz. Il se retrouve également dans les systèmes de filtration, avec la mise au point de filtres à air, et à eau, via les systèmes de purification pour obtenir une eau plus pure, débarrassée de ses impuretés et micropolluants.

Pour produire du charbon actif, il faut commencer par brûler à très haute température le bois ou la matière végétale choisis jusqu'à la calcination. Les alvéoles qui se créent lors de la combustion dans le carbone vont apporter de la porosité à la matière.

La deuxième étape consiste à activer le charbon, soit de façon physique, soit de façon chimique. Si le procédé est physique, le charbon est alors carbonisé une deuxième fois et soumit à un choc thermique par courant d'air ou vaporisation d'eau. Cette opération a pour objectif d'augmenter la porosité du charbon en éliminant les éléments résiduels dans les pores, dont les goudrons.

Le procédé chimique, que l'on retrouve plus particulièrement dans le secteur industriel, consiste à utiliser en bain de l'acide phosphorique ou de l'acide chlorhydrique. L'activation chimique est notamment employée pour fabriquer des filtres à air, ainsi que certains produits pharmaceutiques. Emballer le charbon permet sa protection et prolonge sa durée de vie, sinon il est saturé par l'air. Faire bouillir le charbon ne sert qu'a le nettoyer ; l'activation passe par un chauffage à 2000°.

Après avoir été activé, le charbon actif dispose des propriétés recherchées. Il est désormais capable d'adsorption, à ne pas confondre avec l'absorption, c'est-à-dire qu'il dispose de la capacité à capturer des molécules très fines, de l'ordre de 0,5 à 50 micromètres, dans ses pores. Grâce à sa charge électrique, légèrement négative, il attire les ions positifs des polluants et agit comme une véritable éponge sur les substances indésirables.

Celles-ci restent donc définitivement prisonnières dans les pores du charbon actif. Grâce à sa nature extrêmement poreuse, il parvient à retenir les polluants, les résidus médicamenteux, les pesticides et les particules microscopiques. Les minéraux naturels sont quant à eux conservés.

Aucune étude n'a été réalisée pour mesurer les capacités de neutralisation du chlordécone avec le charbon de bambou ou de coco. Cependant, l'entreprise Bassiniac, a fait analyser son charbon de bois de chêne blanc, Binchotan, par le laboratoire CARSO en Guadeloupe. Après 8 h, l'eau est rendue propre à la consommation avec un respect de la limite de teneur en chlordécone. C'est un produit que vous pouvez retrouver un peu partout, notamment en pharmacie, car il a été validé par l'ordre des pharmaciens.

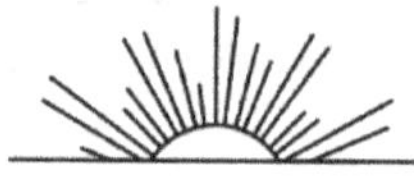

Boire de l'eau en bouteille

Cela peut être une bonne alternative. Il est recommandé de consommer une eau avec une teneur en résidus à sec à 180° inférieur à 130mg/l. (mention écrite sur le packaging). Une bonne eau est une eau peu minéralisée : eau de source telle que Rosée de la reine, Mont Roucous, Mont Blanc, Montcalm, Eau de source Carrefour, Volcania…

Les eaux minérales, quant à elle, doivent être consommées de façon limitée (cure de 3 semaines max). Il existe un courant de pensée selon lequel les minéraux de l'eau contenus dans les bouteilles ne seraient pas ou peu absorbés. De sérieuses études scientifiques [Roux.S et Meunier PJ] indiquent que les minéraux présents dans les eaux minérales en bouteilles sont bien absorbés par le corps, ils sont donc un bon complément d'une alimentation qui doit être la base de nos apports.

Les eaux minérales gazeuses peuvent être consommées occasionnellement afin de favoriser la digestion après un repas trop lourd, car le bicarbonate contenu dans l'eau contribue à la neutralisation de l'acidité produite lors de la digestion et régule le pH d'un estomac trop acide (Badoit, Rozana, Quézac, St Yorre, Vichy Célestins). À éviter en cas de ballonnement, car elle libère du gaz dans le tube digestif.

Préférez une eau que l'on recommande pour les nourrissons, c'est-à-dire avec un taux très faible de minéraux, de nitrates et de nitrites.

L'eau en bouteille est globalement moins polluée que l'eau du robinet, mais elle n'est pas exempte de tout reproche. Le plastique peut libérer des perturbateurs endocriniens, surtout quand elles sont stockées au chaud ou en plein soleil (entrepôt des magasins, coffre de la voiture.) La qualité des eaux en bouteille varie fortement selon les marques.

Le plastique qui compose les bouteilles peut être sujet à caution, car il libère des phtalates dans l'eau, perturbateurs endocriniens du système hormonal. Par ailleurs, les supermarchés utilisent une méthode d'irradiation pour éviter la prolifération d'algues. On peut se demander les conséquences du message qu'elle pourrait transmettre à notre corps, car aujourd'hui il n'y a plus de doutes sur la mémoire de l'eau.

La quantité des résidus à sec est un critère à regarder. Il s'agit de la quantité de minéraux (sodium, magnésium, sulfate, calcium) restants une fois que l'eau est évaporée.

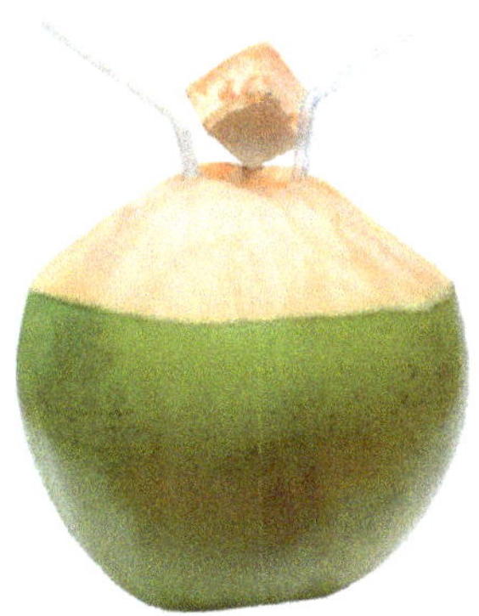

L'eau de boisson a pour rôle principal de vous nettoyer en facilitant le travail des organes d'élimination. Les meilleurs moyens de vous hydrater en répondant à vos besoins physiologiques :

- Eau de coco riche en électrolytes

- Jus de légumes & fruits riches en vitamines et minéraux

- Bouillon d'os riche en acides aminés

- Smoothies riches en vitamines et minéraux

- Infusions riches en principes actifs

- Plasma marin riche en oligo-éléments

L'eau est donc un élément primordial à la vie, elle n'est pas figée et circule en nous, aussi, l'un des meilleurs outils pour sa circulation et l'activité physique.

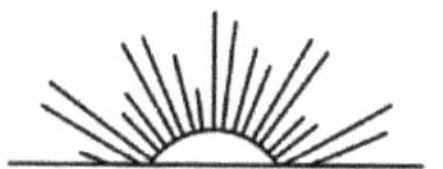

ACTIVITÉ PHYSIQUE

• •

• •

« C'est dans l'inconfort qu'on devient plus fort. »

Pierre Lavoie

L'activité physique inclut l'ensemble des activités qui peuvent être pratiquées dans des contextes différents de la vie quotidienne, au travail, pendant les déplacements, à la maison, durant les loisirs. Nous sommes constitués de ligaments, tendons, muscles, os…qui nous permettent de nous mouvoir dans l'espace. C'est un véritable arsenal que nous avons à notre disposition. Et il a besoin d'être utilisé, testé, mis en difficulté, pour rester fonctionnel.

Le renforcement musculaire est un exemple parfait à ce niveau : vous sollicitez vos muscles, vous les soumettez à une contrainte adaptée, puis vous mangez, et vous allez dormir. Miracle : le lendemain, ces muscles sont devenus plus forts. Processus qui illustre bien la phrase "use it or lose it", autrement dit, ce que l'on n'utilise pas, le corps le "met de côté", car il a enregistré que l'on ne s'en sert pas. Il existe de nombreuses activités physiques, j'ai décidé de me focaliser, dans ce chapitre, sur le renforcement musculaire.

L'inactivité physique correspond à un niveau insuffisant d'activité physique d'intensité modérée à élevée, c'est-à-dire à un niveau inférieur à un seuil d'activité physique recommandé. La sédentarité, distincte de l'inactivité physique, est définie comme une situation d'éveil caractérisée par une dépense énergétique proche de la dépense énergétique de repos en position assise ou allongée.

Pour estimer la sédentarité, l'indicateur le plus utilisé dans les études est le temps passé en position assise devant un écran (télévision, jeux vidéo, ordinateur), même s'il ne représente qu'une part du temps réel de sédentarité. Hors temps de travail, les adultes passent ainsi quotidiennement de 3 h 20 à 4 h 40 assis devant un écran. Les enfants et les adolescents (de 3 à 17 ans) passent plus de 2 heures quotidiennes face à un écran et ce temps atteint 3 heures chez les personnes âgées de plus de 65 ans.

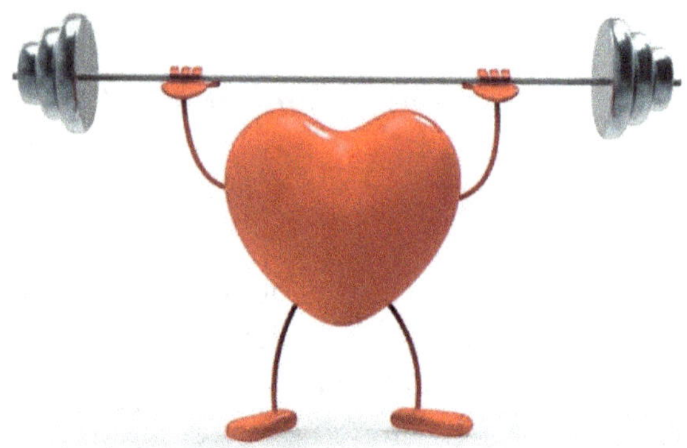

L'inactivité physique est devenue l'un des principaux facteurs de risque entrainant des problèmes de santé, et est à l'origine d'environ 10 % de la mortalité totale dans la région européenne selon l'Organisation Mondiale de la Santé (OMS). Toujours selon les estimations de l'OMS, l'inactivité physique est la cause de 5 % des cardiopathies coronariennes, de 7 % du diabète de type 2, de 9 % du cancer du sein et de 10 % de cancer du côlon. Pour agir positivement sur l'état de santé, il est donc nécessaire d'agir sur deux terrains : à la fois augmenter le niveau et la fréquence de l'activité physique et limiter la sédentarité.

Le manque d'activité physique a des conséquences néfastes sur la santé ; en effet, il affecte presque toutes les cellules, organes et systèmes du corps, provoquant un dysfonctionnement sédentaire et une mort accélérée. Comme pour l'alimentation, nous comprenons que l'activité physique est une exigence pour maximiser la durée de vie et la santé.

En cas d'inactivité physique conjuguée à une alimentation trop riche, le risque est grand de voir s'accroître la graisse abdominale. L'obésité abdominale multiplie par deux le risque de maladies cardio-vasculaires. Certaines études [Interheart, 2000] ont même montré que le risque d'infarctus du myocarde augmentait de 20 % à chaque fois qu'une personne prenait un tour de taille supplémentaire.

Si recherchée, la perte de poids sera possible avec une alimentation plus équilibrée, en association à la reprise d'une activité physique régulière. Cette dernière va également contribuer à réduire la résistance à l'insuline (précédant souvent l'apparition d'un diabète de type 2), augmenter le taux de cholestérol HDL (le « bon » cholestérol) et réduire la pression artérielle (de 4 à 5 mm Hg en moyenne).

Le mouvement, thème central de ce chapitre, améliore le transport des nutriments et de l'oxygène vers les cellules, mais aussi et surtout optimise l'évacuation de l'activité de nos cellules ainsi que nos déchets.

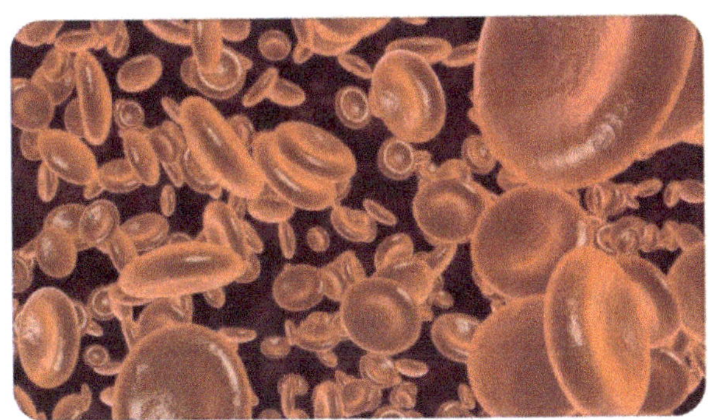

L'une des causes premières des maladies est l'encrassement. Lorsque les éboueurs de la ville font grève, constatez ce qui se passe au niveau des poubelles : ça s'entasse, cela crée un nouvel écosystème avec des bactéries, levures, et champignons. La nature n'aime pas le vide, mais elle n'aime surtout pas l'immobilité.

La stagnation des déchets crée de l'inflammation dans le corps, et par la suite empêche les cellules d'être correctement nourries, ce qui entraîne leur mort.

Nous sommes physiologiquement équipés pour le mouvement : nos ancêtres marchaient 20 km par jour ! Aujourd'hui, nous sommes plus sédentaires, pouvons passer une journée entière sans bouger. Selon l'OMS, il y a de nos jours plus de morts liées à la suralimentation (obésité, surpoids, maladies métaboliques) qu'à la famine. Il faut également rappeler que le chlordécone se stocke dans le gras, c'est son tissu préférentiel.

L'activité physique est le seul outil qui permette de stimuler tous les émonctoires, à savoir : peau, reins, poumons, foie et intestins. Le mouvement permet d'avoir une bonne condition physique, ce qui, au-delà de l'amélioration de vos performances sportives, facilitera votre vie quotidienne.

L'activité physique protège contre la survenue des maladies cardiovasculaires (infarctus du myocarde et angine de poitrine), quel que soit l'âge. Elle facilite la stabilité de la pression artérielle. Le cœur étant un muscle, il doit être entraîné pour pouvoir se renforcer. Toute activité physique permet de faire travailler le cœur de façon plus ou moins intense. Faites toutefois attention à être progressifs dans vos entraînements et à vérifier que vous n'avez pas de problèmes cardiaques avant de commencer une nouvelle activité.

Il existe de nombreuses activités physiques permettant de larges possibilités, et le plus important est d'être en mouvement pour rester en santé. J'ai jugé pertinent de me focaliser, dans ce chapitre, sur le renforcement musculaire.

La musculation n'est pas une pratique réservée aux bodybuilders. Chaque individu, à tout âge, a tout intérêt à cultiver et à maintenir sa masse musculaire. Le muscle est le contrepoids du nerf selon Edmond Desbonnet, inventeur de la gymnastique des organes.

Par un gain, ou au moins par la conservation des tissus musculaires, la musculation permet d'accroître le renouvellement des protéines et de consommer plus de calories au repos. Les protéines sont le matériau de base de l'organisme (muscles, os, organes, peau…).

L'entraînement va créer des microlésions au niveau des muscles et l'organisme aura besoin d'un surplus d'énergie pour les réparer pendant environ 72 h. Un entraînement de résistance musculaire régulier pourrait, d'après les études [Westcoot, 2012], augmenter les dépenses énergétiques jusqu'à 100 calories par jour en moyenne. Soit l'équivalent d'une banane, d'une petite pomme et d'un verre de jus d'orange ou de vin.

La musculation est recommandée en cas d'excès de masse grasse ou de désordres métaboliques (diabète par exemple). Rappelez-vous, les perturbateurs endocriniens ont une affinité particulière pour le tissu gras. Réduire sa masse grasse est un acte de santé avant d'être un acte esthétique. En effet, une pratique régulière permet une perte de 1,8 kg de graisse et un gain musculaire de 1,4 kg en moyenne.

Chez les personnes âgées, des études [Westcott, 2012] ont montré une réduction significative de la graisse intra-abdominale et viscérale grâce à la musculation. Ces graisses sont les causes directes de nombreux désordres métaboliques majeurs. Cette réduction de la masse grasse résulte également du « boost » métabolique évoqué ci-dessus.

On croit généralement que l'exercice aérobique (marche, vélo, course à pied, natation, etc.) est essentiel pour perdre du poids. Mais une méta-analyse d'études parue en mai 2022 [Lopez P, 2022] révèle que la musculation peut également avoir des résultats positifs à ce niveau, en association avec une réduction de l'apport calorique.

Ce type d'exercice physique peut donc avoir un effet significatif sur la masse grasse et la perte de poids. Les effets de la musculation sont similaires à ceux de l'exercice aérobique, avec restriction calorique conseillée chez les adultes en surpoids ou obèses, comme l'indiquent les auteurs de l'étude. De plus, la musculation aide à conserver la masse musculaire, qui diminue souvent lorsqu'on suit un régime. Le maintien de la masse musculaire contribue, dans un second temps, à la perte de poids, car il utilise des calories.

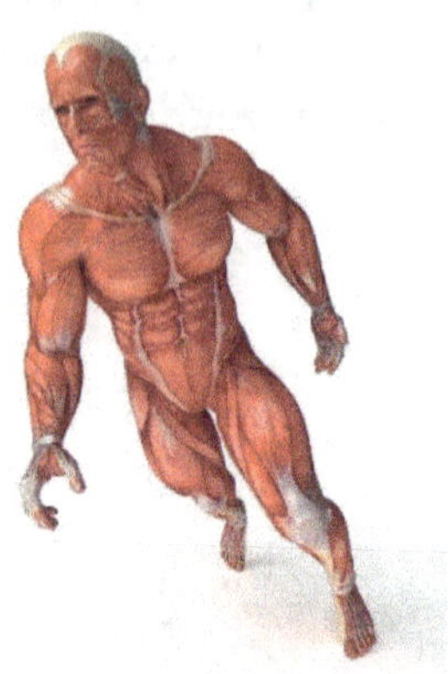

Nous perdons en moyenne 3 à 8 % de notre masse musculaire par décennie lorsque nous sommes inactifs. Beaucoup d'études ont démontré que la musculation inversait cette perte chez des sujets âgés de 21 à 80 ans, au bout de 10 semaines d'entraînement, seulement avec une fréquence de 2 à 3 entraînements par semaine.

Le vieillissement de la population est un sujet majeur aux Antilles, il est notable de savoir qu'une pratique de musculation adaptée permet de conserver voire d'améliorer la force, l'indépendance fonctionnelle, le contrôle des mouvements, l'habileté, les performances physiques et la vitesse de marche.

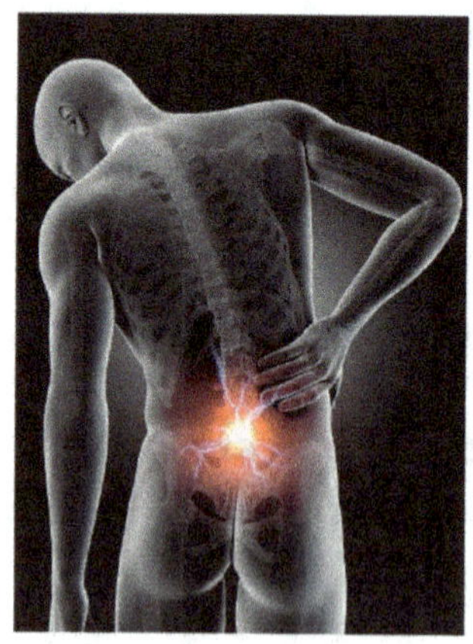

La musculation améliore la résistance à l'insuline, c'est-à-dire lorsque l'organisme est dans un état pathologique dans lequel cette hormone n'agit plus correctement sur nos cellules. De ce fait, ce type d'activité physique améliore également le contrôle de la glycémie. Cela contribue fortement à réduire le risque de diabète et à améliorer le taux d'hémoglobine glyquée ou HbA1C, qui permet de faire l'état des lieux sur ce qui s'est produit dans le corps jusqu'à trois mois auparavant (durée de vie de l'hémoglobine).

L'entraînement de résistance musculaire est très largement supérieur à l'entraînement en aérobie (endurance) en ce qui concerne l'amélioration de la sensibilité à l'insuline et la baisse des taux d'HbA1C.

Si la course à pied et les autres sports d'endurance sont considérés comme incontournables pour la santé cardiovasculaire, c'est oublier un peu vite les effets bénéfiques de la musculation sur le cœur et les vaisseaux.

La musculation, seule ou combinée à de l'endurance, a prouvé ses effets sur l'hypertension artérielle ainsi que la régulation des taux de graisses dans le sang. Elle permettrait aux artères de s'accommoder plus facilement au flux sanguin.

Par ailleurs, la majorité des données disponibles dans la littérature scientifique indique que la musculation est associée positivement, chez les jeunes comme chez les plus âgés, à une augmentation de la densité osseuse, plus que n'importe quelle autre activité physique. Elle pourrait ainsi permettre de prévenir considérablement le risque de chutes et de blessures associées.

L'entraînement musculaire est associé à une diminution de la fatigue, de l'anxiété, de la dépression, de la douleur chronique (également chez les personnes atteintes d'arthrose), de la fibromyalgie, des douleurs du bas du dos et de l'habileté cognitive. La musculation aiderait également à augmenter l'estime de soi.

Plusieurs équipes de chercheurs se sont intéressées à l'impact de la musculation sur le vieillissement. On sait désormais qu'elle augmente les capacités oxydatives des mitochondries et des muscles. Elle combat également la détérioration des cellules en agissant directement sur les gènes. L'entraînement de musculation apparaît alors comme un bien meilleur atout contre le vieillissement que beaucoup de produits du marché aux allégations anti-âge…

Ce vieillissement, bien qu'inévitable, est l'une des conséquences de l'excès d'un mal invisible et pourtant caractéristique de nos sociétés dites modernes : le stress.

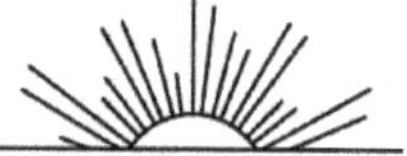

$$\boxed{\textbf{LE STRESS}}$$

$$\bullet \quad \bullet$$
$$\bullet \quad \bullet$$

« C'est une folie que de vouloir guérir le corps sans vouloir guérir l'esprit. »

Platon

Selon l'Organisation Mondiale de la Santé), le stress apparaît chez une personne dont les ressources et stratégies de gestion personnelle sont dépassées par les exigences auxquelles elle doit faire face à un moment donné. Le stress est une réaction physiologique du corps face à ce qu'il perçoit comme un danger, et nous avons l'habitude d'y réagir de deux façons : par la lutte ou par la fuite. Une possibilité en plus dans le règne animal : faire le mort...

C'est Hans Selye, un médecin canadien d'origine hongroise, qui a décrit dans les années 1930 la notion de stress sur le plan physiologique (qu'il nommait à l'époque « syndrome général d'adaptation ») ; il s'agit selon lui de l'ensemble des réponses de l'organisme face à un agresseur physique tel que le feu, le froid ou le bruit.

Aujourd'hui, la définition du stress comprend l'ensemble des agressions-réactions que peut vivre un individu et s'étend dans une dimension psychosociale. Elle prend en compte tout le vécu passé et présent de l'individu. Le stress est ainsi le résultat de l'action d'un agent physique (traumatisme corporel, froid, brûlure...) mais aussi d'un agent psychologique ou social.

Le stress, selon Selye, comporte classiquement trois phases :

• La phase d'alarme au cours de laquelle l'organisme réagit rapidement à l'agent stressant en tentant de s'adapter.

• La phase de défense et de résistance, quand la situation stressante se prolonge.

• La phase d'épuisement qui apparaît quand l'organisme a consommé toutes ses ressources adaptatives ; elle peut aller jusqu'à la mort du sujet.

Face à une agression extérieure, l'individu s'efforce de s'adapter, sur les plans psychologiques et physiologiques. À ce stade, le stress constitue alors une réponse que l'on peut qualifier de normale. Toutefois, il arrive que la réaction de l'organisme soit plus violente quand l'individu se sent dépassé, et des symptômes gênants apparaissent. On parle alors de stress pathologique.

Le stress n'est pas une maladie à proprement parler, mais s'il n'est pas géré, contrôlé, il peut favoriser la survenue de maladies plus ou moins graves. Il est donc considéré comme un facteur de risque d'apparition de certaines pathologies.

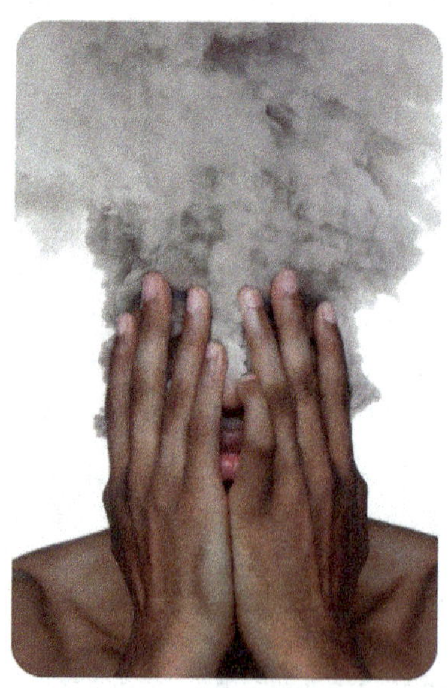

Le stress psychologique devant un évènement brutal est une réaction primaire, innée, un signal d'alarme naturel, qu'on éprouve aussi face à la douleur physique. Le stress peut apporter son intérêt selon les situations. Lorsque vous allez à un examen, et que vous "sentez la pression" avant, cela est tout à fait normal et constitue, de façon modérée, une préparation positive de votre corps et de votre esprit pour mobiliser tout votre potentiel pour y parvenir.

Mais il existe un autre type de stress, plus discret et pourtant tellement néfaste, ennemi de l'homme moderne : le stress chronique. Il survient face à des épreuves de vie diverses, chômage, décès, divorce, et d'autres encore, et s'est transformé peu à peu en véritable problème de santé publique.

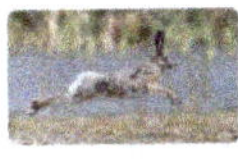

Système nerveux sympathique :
L'accélérateur

- Dilatation de la pupille
- Accélération du rythme cardiorespiratoire
- Dilatation des bronches
- Transpiration excessive
- Production de chaleur
- Augmentation de l'adrénaline, de la noradrénaline et du cortisol
- Ralentissement de la digestion

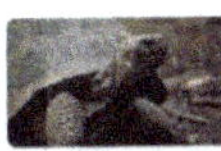

Système nerveux parasympathique :
Le ralentisseur

- Relaxation musculaire
- Contraction de la pupille
- Economie d'énergie et de chaleur corporelle
- Diminution du rythme cardiaque et respiratoire
- Optimisation de la digestion
- Optimisation système immunitaire
- Sécrétion de mélatonine (pendant le sommeil)

Chacun répond différemment au stress, et le plus important est moins lié à ce qu'il nous arrive de façon factuelle, mais à notre façon de l'interpréter mentalement. Pour la plupart d'entre nous, le stress n'est pas la réponse à un évènement catastrophique, mais plutôt à la sensation d'impuissance et de malaise qui nous envahit face à des évènements que l'on considère difficiles à maitriser ou à résoudre.

Dans ce chapitre, je vous propose que nous abordions les effets positifs et négatifs du stress sur la santé, puis nous verrons en dernier lieu des solutions naturelles pour nous aider à faire face au stress.

Conséquences positives du stress

Au niveau cellulaire, quand nous éprouvons du stress, nous produisons ce qu'on appelle des espèces réactives du stress. Ce sont des molécules chimiques qui provoquent de l'oxydation dans le corps, d'où le terme « stress oxydatif ». L'on retrouve ces molécules dans tous les organismes vivants. Les bactéries stressent, mais aussi les plantes, les champignons, les animaux, les poissons… tout le monde stresse.

À faibles doses, les espèces réactives de l'oxygène impliquées dans le stress, ont toutes des propriétés intéressantes : antivieillissement, anticancer, anti-maladie neurodégénérative et anti-AVC. À faibles doses toujours, le stress oxydatif maintient le renouvellement constant de nos protéines, de nos lipides, de notre ADN, et est donc bénéfique. Aussi, pendant la digestion, le stress est utile pour digérer les aliments. Quand nous faisons une infection, le stress est également utile au système immunitaire pour tuer les mauvaises bactéries ou les mauvais virus.

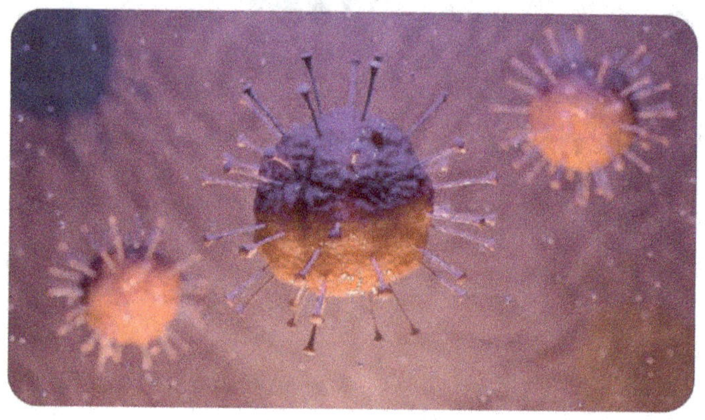

L'hormèse est un processus par lequel un organisme, à qui l'on administre de faibles doses d'agents générateurs de stress, normalement toxiques, se trouve renforcé et montre ensuite une plus grande résilience à des doses plus élevées de ces mêmes toxiques ou facteurs de stress. Par exemple, l'activité physique, le jeûne intermittent et la restriction calorique, ainsi que certains composés nutritionnels mettent l'organisme à l'épreuve et activent les mécanismes de résistance au stress. Dans une certaine mesure et pratiqués sans excès, ils sont bénéfiques. Voyons de plus près les bienfaits du stress.

L'exercice physique

Lors d'un exercice physique, le corps est exposé à diverses formes de stress (thermique, métabolique, hypoxique, oxydatif et mécanique). On peut illustrer l'effet hormétique de l'exercice avec le stress oxydant. Il est admis que, dans des conditions normales, nous devons aider le corps à lutter contre ce stress qui participe au vieillissement, mais l'augmentation du stress oxydant dans le muscle lors d'un exercice est essentielle au renforcement musculaire.

Selon le docteur Fung et le Docteur DiNicolantonio, « tous les dommages ne sont pas nocifs, ils peuvent même être bénéfiques à petites doses. Il s'agit là d'un cycle de renouvellement. L'hormèse permet la dégradation des tissus tels que les muscles ou les os, qui sont ensuite reconstruits pour mieux supporter les contraintes auxquelles ils sont soumis. Les muscles et les os peuvent se renforcer, mais ce renforcement n'est possible qu'après une phase de dégradation et de réparation."

L'exposition au froid et à la chaleur

L'exposition à des températures très basses ou élevées occasionne un certain stress pour le corps appelé stress thermique. Selon Max Lugavere, dans son livre "La nutrition du cerveau, le corps humain, qui sait parfaitement s'adapter, sait que la chaleur peut tuer, et met en œuvre des moyens pour s'en protéger. L'activation des protéines de choc thermique (ou HSP) fait partie de ces moyens.

Comme leur nom l'indique, la chaleur est le principal facteur qui active les HSP, même si l'exercice et le froid constituent également des éléments déclencheurs. Les HSP préservent les autres protéines du corps en empêchant qu'elles se dénaturent, c'est-à-dire qu'elles se déforment et perdent leur structure initiale.

La restriction calorique et le jeûne

La restriction calorique représente à long terme un stress biologique difficile à maintenir en raison de la faim, du manque d'énergie, de l'irritabilité qu'elle engendre, mais aussi compte tenu des habitudes alimentaires sociales et du plaisir de manger. Quand elle est pratiquée de manière raisonnée, avec le jeûne intermittent par exemple, elle peut en revanche induire de multiples bénéfices sur l'organisme [Calabrese, E.J. 2001].

En effet, la restriction calorique rajeunit les cellules et les organes en augmentant les niveaux de sirtuine 1 (SIRT1). Cette protéine SIRT1 stimule divers mécanismes de protection de l'organisme, notamment l'autophagie et la réparation de l'ADN.

L'autophagie, du grec « auto » voulant dire « soi-même » et « phagie » signifiant « manger », est un processus naturel d'auto-nettoyage des cellules hérité de l'évolution. Par ailleurs, la SIRT1 active les facteurs de transcription FOXO. Ces facteurs de transcription exercent d'importantes fonctions métaboliques. Ils permettent l'expression d'enzymes antioxydantes (la superoxyde dismutase, la catalase et la glutathion peroxydase) qui luttent contre le stress oxydant et ralentissent ainsi le vieillissement.

<u>Les substances phytochimiques des plantes</u>

Les substances phytochimiques (telles que les alcaloïdes, les polyphénols et les terpénoïdes) présentes dans certaines plantes activent les mêmes processus que la restriction calorique, le jeûne et l'exercice. La caféine, l'EGCG (thé vert), la curcumine, la glucosamine, les polyphénols, les polysaccharides, la quercétine (oignon), le resvératrol (raisin et vin), la spermidine (soja, champignon) et le sulforaphane (brocoli) sont des molécules qui produisent des effets hormétiques.

De nombreux effets bénéfiques des fruits et légumes peuvent donc résulter de l'activation des voies de résistance au stress par ces substances phytochimiques que les plantes sécrètent pour se protéger.

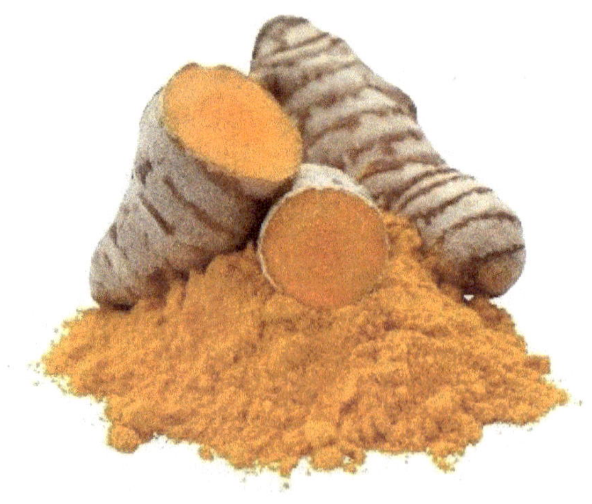

Conséquences négatives du stress sur la santé

Nous ne sommes pas tous égaux devant le stress, aussi bien quant à sa genèse, sa perception et son impact. La perception du stress varie en fonction des individus, de leur culture, de leur vécu, de leur tempérament, des circonstances de la vie. Rythme de travail, enfants à gérer, relation de couple, relations familiales, difficultés financières, embouteillages, retraite, vieillesse... autant de facteurs pouvant générer du stress.

Maladies

Les études scientifiques font plus particulièrement le lien entre le stress au travail et les maladies coronariennes, surtout chez les jeunes adultes [Li J 2015, Kurd BJ 2014]. Une méta-analyse des études ayant examiné le lien entre stress professionnel et maladie coronarienne a ainsi conclut en 2015 qu'un travail stressant (en termes de demande importante de la hiérarchie par rapport au degré de contrôle de l'employé, ou d'efforts élevés vs récompense faible) est associé à un risque plus élevé d'accident cardiaque, chez les hommes comme chez les femmes.

En entraînant une surproduction d'adrénaline, qui provoque notamment une accélération de la fréquence cardiaque, le stress favorise la survenue d'une maladie coronarienne. Cette maladie est due à la présence de dépôts d'athérome sur les petites artères irriguant le cœur, les coronaires. Le rétrécissement d'une ou plusieurs de ces artères, associé à la formation de caillots, peut aboutir à un infarctus du myocarde.

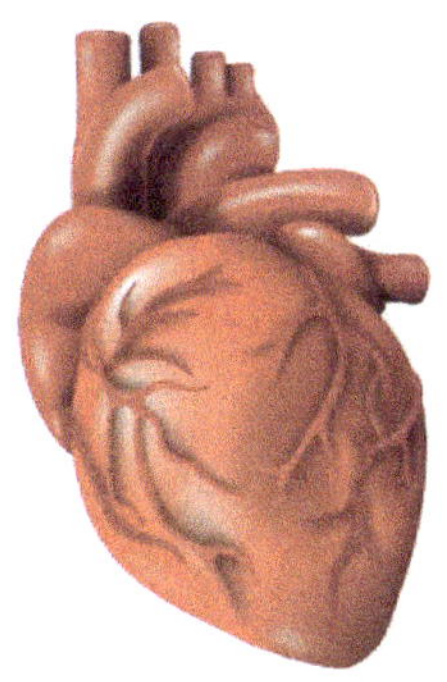

<u>Vieillissement</u>

Dans une étude publiée dans Molecular Psychiatry, des chercheurs concluent que les évènements stressants accélèrent le vieillissement de nos cellules, mesuré par le raccourcissement de leurs télomères [Puterman E 2014]. Et ce, même sur une courte période (un an). Les télomères se trouvent à l'extrémité des chromosomes et correspondent à une combinaison d'ADN et de protéines. Ils permettent d'assurer le maintien de l'intégrité du matériel génétique. Leur raccourcissement est un marqueur du vieillissement cellulaire. Mémoire, maladie d'Alzheimer, de Parkinson, le système nerveux dans son ensemble est endommagé lorsque le stress devient chronique.

<u>Sommeil difficile</u>

Par expérience, on sait que les soucis ou les stress passagers que l'on vit tous, peuvent allonger le temps d'endormissement ou provoquer des insomnies ; puis le sommeil revient à la normale lorsque l'événement stressant prend fin. Mais le stress qui perdure dans le temps joue aussi un rôle important dans les insomnies chroniques. Le stress active le système nerveux sympathique et l'axe hypothalamus-hypophyse-glandes surrénales.

Cette activation s'accompagne de la libération d'hormones comme la CRH (corticotropin releasing hormone), que nous avons évoquée dans le chapitre sur les hormones ; elles créent un état d'hypervigilance qui nuit, sans le moindre doute, au sommeil. Le manque de sommeil engendre à son tour une forme d'hypervigilance et une activité accrue de l'axe hypothalamus-hypophyse-glandes surrénales, ce qui prédispose à une plus grande réactivité au stress. Un véritable cercle vicieux...

Dans l'étude de Vollrath M. en 1989, on observe que plus de jeunes adultes vivent des événements négatifs et des conflits interpersonnels, plus ils sont susceptibles d'avoir des insomnies occasionnelles ou des épisodes répétés d'insomnie brève. Encore plus marquant, l'étude finlandaise de Martikainen K. en 2003, démontre que les facteurs de stress psychosociaux sont plus susceptibles d'être associés à l'insomnie que les problèmes de santé.

<u>Prise de poids</u>

Le stress chronique conduit à la prise de poids, soit en nous faisant trop manger, soit en plaçant notre corps dans un état qui l'amène à stocker les calories, dans une volonté inconsciente de nous créer une sorte de protection symbolique face à des dangers réels ou imaginés. La prise de poids liée au stress s'explique par les effets du cortisol, l'hormone sécrétée en cas de stress et qui reste élevée en cas de stress chronique.

Trop de cortisol, dont nous parlerons juste après, fait basculer l'organisme en mode « danger, risque, famine » et il met donc en réserve de l'énergie. Le cortisol modifie le stockage du sucre, réduit la masse musculaire, modifie le stockage de l'eau et des fluides dans l'organisme. Il est directement lié à la prise de masse grasse au niveau de l'abdomen, et il augmente le tour de taille, surtout chez les femmes. Nous avons remarqué, dans le chapitre sur les perturbateurs endocriniens, que les pesticides comme le chlordécone notamment, adorent le tissu adipeux, c'est leur lieu de stockage favori...

À ce propos, plusieurs études ont montré que les personnes exposées à un stress chronique présentent des niveaux de cortisol élevés et un tour de taille plus important [Sarah E, 2017]. Et le stress aurait un effet d'autant plus important sur la prise de poids que la personne est déjà en surpoids [Jason P, 2009].

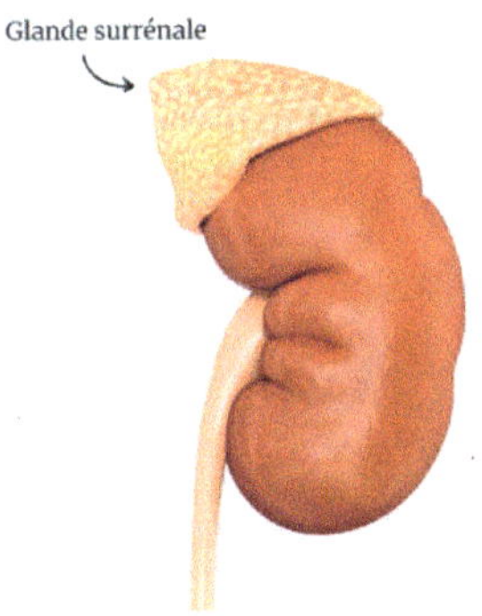

Cortisol

Le stress chronique provoque la production de cortisol qui met l'organisme en état d'alerte, mais qui contrôle aussi négativement les réactions inflammatoires de défense. Lorsque la production de cortisol se prolonge, les tissus deviendraient insensibles à ses effets régulateurs et les réactions inflammatoires s'emballeraient, engendrant une plus grande vulnérabilité face aux maladies.

Pour vérifier cette hypothèse, des chercheurs américains ont suivi 276 adultes en bonne santé [Cohen S, 2012]. Ils les ont interrogés sur leur passé émotionnel et ont mesuré la résistance au cortisol de leurs récepteurs ainsi que d'autres paramètres (poids, âge, système immunitaire). Ils les ont ensuite mis en quarantaine et exposés à un rhinovirus (agent responsable des symptômes du rhume et de la rhinite). Résultat : ce n'est pas le virus qui fait apparaître les symptômes, mais la réaction inflammatoire engendrée par l'organisme dans un mécanisme de défense.

Les chercheurs ont constaté que, chez les personnes qui avaient connu un événement stressant majeur et prolongé au cours de leur vie, les cellules de leur système immunitaire étaient incapables de répondre correctement aux signaux du cortisol et elles avaient plus de risques de développer les symptômes du rhume.

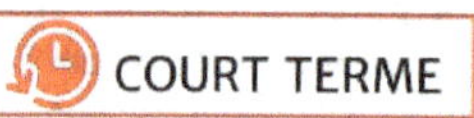

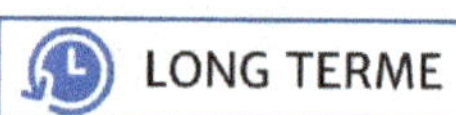

- Afflux de sang dans encéphale cœur, poumons, muscles
- Augmentation rythme cardiaque
- Pression artérielle accrue
- Libération hépatique de glycogène pour utilisation musculaire
- Libération des acides gras pour énergie supplémentaire
- Bronches dilatées : oxygénation +++

- Diminution immunité
- Augmentation glycémie
- Augmentation tension artérielle
- Rétention d'eau
- Augmentation teneur en graisse
- Augmentation coagulation sanguine
- Hormones sexuelles bloquées
- Augmentation taux acide urique

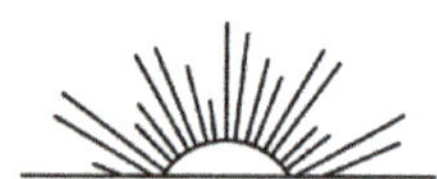

De nos jours, il est fréquent d'entendre parler de "gestion du stress", un concept un peu vague que je vous avoue ne pas partager pleinement. Car la véritable gestion du stress implique des méthodes simples que je vous propose d'aborder ci-dessous.

Alimentation

Elle est toujours la première base de la santé. Une bonne alimentation favorisera dans le corps la présence d'acide glutamique. Il est utilisé par l'organisme pour synthétiser un neurotransmetteur, le GABA, qui favorise le calme et la relaxation, diminue les tensions musculaires, ralentit le rythme cardiaque, réduit les convulsions de l'épilepsie, ainsi que les spasmes musculaires. Il s'oppose ainsi aux manifestations du stress.

L'on sait surtout qu'il joue un rôle clé dans le contrôle de l'anxiété, depuis que le mode d'action des benzodiazépines a commencé à être connu. Les sources alimentaires d'acide glutamique sont la morue, l'édam, le gruyère ou encore le veau. Toujours concernant l'alimentation, si vous faites des choix alimentaires sains, votre corps sera pourvu en trytophane. C'est un acide aminé qui permet de synthétiser la sérotonine, un neurotransmetteur inhibiteur qui intervient dans la régulation de l'humeur et permet notamment de mieux faire face au stress.

En privilégiant les aliments riches en tryptophane, vous augmentez la synthèse de sérotonine. Les aliments les plus riches en tryptophane sont la morue, le parmesan, le persil et les graines de courges.

La cohérence cardiaque

Le seul outil qui agit de façon directe sur le système nerveux autonome est la respiration consciente. C'est une porte d'entrée directe vers la physiologie, car elle active l'une ou l'autre branche du système. Le diaphragme s'abaisse lorsque l'air entre dans la base des poumons et la région abdominale se gonfle.

L'abaissement du diaphragme produit un massage doux à l'ensemble du contenu abdominal et aide les organes à fonctionner correctement. C'est le muscle le plus important de la ventilation pulmonaire. Par ses mouvements et sa proximité avec les viscères, il va dynamiser l'ensemble des organes digestifs par un massage de pression modérée.

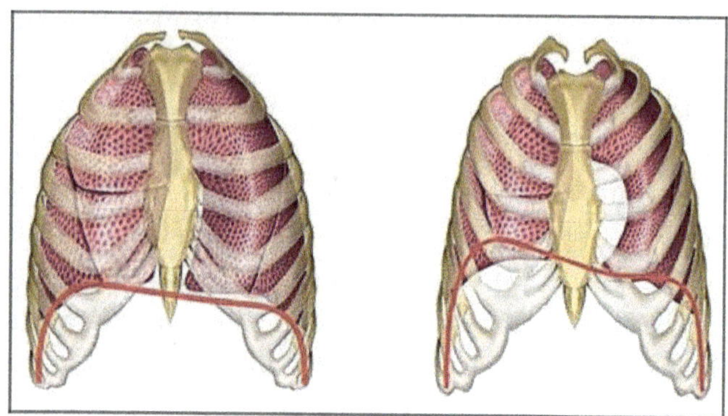

La cohérence cardiaque est une méthode anti-stress très simple et très rapide à mettre en œuvre. Elle est accessible à tous. Elle réduit le niveau de stress ressenti en ralentissant et en synchronisant le rythme respiratoire et le rythme cardiaque. Elle s'obtient grâce à une respiration lente, ample et régulière de 6 cycles par minute (inspirer en 5 secondes, expirer en 5 secondes) : le rythme cardiaque et la respiration se synchronisent et entrent alors en résonance.

En cohérence cardiaque, il se produit un ensemble de réactions biochimiques démontrées scientifiquement : le taux de cortisol (hormone du stress) baisse, tandis que celui de certains neurotransmetteurs (dopamine, sérotonine, ocytocine) augmente. La sensation de calme, d'apaisement et de bien-être est immédiate et dure plusieurs heures.

On peut aussi s'initier en quelques séances chez un thérapeute ou s'équiper d'un logiciel de cohérence cardiaque qui accompagne les mouvements respiratoires. Pour en ressentir les effets, il est recommandé d'effectuer 5 minutes de cohérence cardiaque 3 fois par jour : 1 séance le matin, 1 à midi, 1 le soir. Après une semaine d'exercices réguliers, les premiers résultats sont perceptibles.

<u>La relaxation</u>

La détente corporelle est un état physiologique à l'exact opposé du stress. Elle s'obtient grâce à la respiration abdominale, celle que l'on adopte spontanément quand on dort. Elle s'accompagne d'exercices de relaxation en position allongée, qui consistent à passer tout le corps en revue, en contractant et en relaxant successivement les groupes musculaires, des pieds jusqu'aux muscles de la face. Le ressenti est rapide. Le corps se détend totalement.

La relaxation se pratique chez soi, dans un endroit calme, le soir après le travail. On s'allonge et on se laisse guider par une voix enregistrée afin de se concentrer sur des sensations agréables de détente et de bien-être et sur sa respiration. Une séance dure au minimum 25 minutes et peut être renouvelée 3 à 4 fois par semaine. On peut aussi s'initier en quelques séances chez un relaxologue, un psychiatre ou psychologue spécialiste du stress.

La méditation

Réel travail de fond pour remonter la pente, la méditation est employée dans un cadre thérapeutique par des psychiatres ou psychologues pour soigner les récidives de dépression ou les effets du stress. Elle aide à se libérer des pensées dévalorisantes ou des ruminations qui sapent le moral.

Concrètement, il s'agit de se placer dans un état de conscience spécifique et de porter son attention sur le moment présent (« pleine conscience »), sur les pensées et humeurs qui nous traversent, sans les juger, pour peu à peu s'en détacher émotionnellement.

L'initiation peut se faire avec un thérapeute, au début, pour apprendre la bonne posture, les bonnes techniques et acquérir les automatismes, ou seul(e), pour s'initier, avec l'un des nombreux livres disponibles, comme celui du Dr David O'Hare (5 minutes le matin). Il existe de nombreuses formes de méditation ; les programmes de réduction du stress par la méditation en pleine conscience (MBSR Mindfulness-Based Stress Reduction) sont désormais bien codifiés.

L'auto-massage

Lorsqu'on est stressé de façon chronique, le corps réagit naturellement en augmentant la tension musculaire. Cette tension s'ajoute aux tensions créées par nos mauvaises postures quotidiennes, dont on retrouve au premier rang la position assise. Pour ôter ces tensions, l'idéal serait de se faire masser par un professionnel.

Malheureusement, cela n'est pas accessible à tout le monde. La solution : les automassages. À l'aide d'un rouleau d'automassage (pour jambes et dos) et d'un stick (pour nuque, épaules et bras), l'on peut aisément se masser tout le corps. Au début, les automassages ne sont pas agréables (ils le deviennent avec la pratique) mais ils ne doivent être, en aucun cas, douloureux.

L'important est de sentir que les tensions diminuent peu à peu ; dans le cas contraire, cela signifie que le massage est trop vigoureux. Cinq petites minutes par jour sont un formidable investissement pour votre corps, car plus on se masse régulièrement, plus vite le corps se relâche et plus il reste longtemps détendu.

Dans le même ordre d'idées, les automassages de la voute plantaire représentent un excellent moyen de relâcher la pression accumulée durant la journée. Pas besoin de technique particulière, l'intention de se faire du bien prime sur la procédure.

<u>Le rire</u>

Rire réduit le taux de cortisol, l'hormone impliquée dans le stress chronique. De plus, il augmente le taux d'endorphines et favorise la prolifération des cellules productrices d'anticorps. Lorsque vous riez, vous libérez de l'énergie refoulée. Dans toute situation, même la plus triste, il vaut mieux rire que pleurer.

En riant, vous verrez comment vous ferez disparaître ce poids qui vous empêche de respirer. Ce soulagement se traduira par moins de colère et de stress. La sensation de détente que provoquent quelques secondes de rire est incroyable. Mais pour quelle raison ? Lorsque nous rions, nous faisons bouger plusieurs groupes musculaires et les poumons fonctionnent différemment.

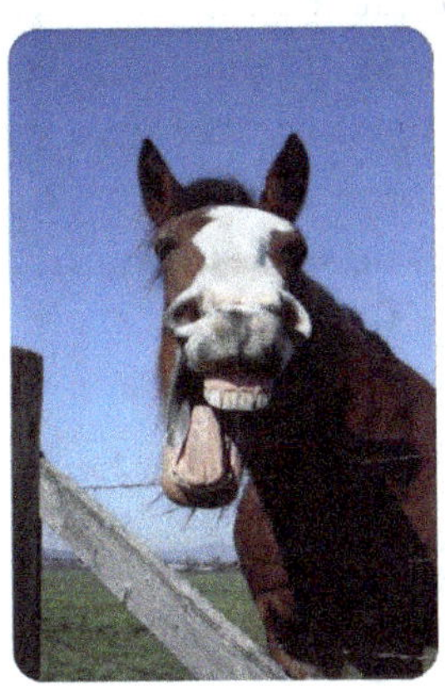

Nous sentons ainsi des pressions au niveau du visage – surtout au niveau de la mâchoire -, au niveau du dos et au niveau des épaules. C'est presque comme une séance de massage ! Le cœur est l'un des premiers organes à s'affaiblir en cas de stress prolongé. De nombreuses crises cardiaques sont causées par un épisode d'anxiété, de nervosité et de stress excessif.

À l'inverse, rigoler tous les jours réactive la circulation sanguine et augmente l'oxygénation du cœur. Une bonne circulation et une bonne oxygénation renforcent le muscle cardiaque et préviennent diverses maladies. Selon l'étude réalisée à l'université du Maryland (États-Unis), ceux qui rient quotidiennement ont un endothélium plus important.

L'élargissement de la paroi des vaisseaux sanguins fait que le flux sanguin est plus efficace, ce qui permet de prévenir, par exemple, l'athérosclérose. Lorsque nous rions, nous oxygénons les poumons et équilibrons l'entrée et la sortie d'air.

De plus, l'ensemble du système respiratoire est nettoyé de l'air résiduel et remplacé par de l'air plus frais et plus riche en oxygène. Lorsque nous rions, nous respirons aussi plus profondément et nous pouvons alors inverser les épisodes d'asthme ou de toute affection respiratoire. Lorsque nous sommes stressés ou inquiets, nous sommes plus susceptibles de tomber malades. Pourquoi ? Parce que le système de défense est moins en mesure de faire face aux virus et aux bactéries qui tentent de pénétrer dans l'organisme.

Exercice

Les personnes qui pratiquent du sport présentent une réponse plus faible aux situations de stress, car elles ont tendance à sécréter moins d'adrénaline que les sédentaires. Le sport étant un facteur de stress pour le corps, des séances répétées agiraient comme des « vaccins » en augmentant les capacités du sportif à faire face aux autres formes de stress ; le sport réduirait ainsi l'anxiété selon l'étude d'Herring MP de 2010.

Ces informations rejoignent la notion de renforcement face aux facteurs environnementaux perçus comme stressants. Par ailleurs, sans parler de compétition, le simple fait de pratiquer une activité physique permet de réconcilier le corps et l'esprit en libérant notamment certaines hormones du bien-être aux vertus antalgiques : les endorphines.

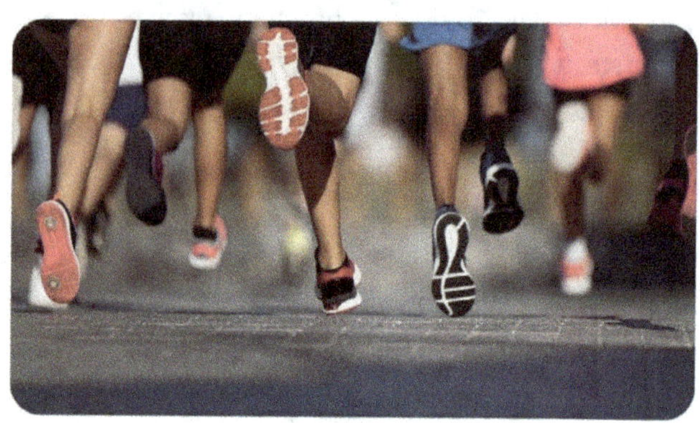

Le magnésium

Plus de 75 % de la population ne reçoit pas par l'alimentation les quantités recommandées de magnésium pour ne pas être en déficit. Le déficit en magnésium est le déficit micro-nutritionnel le plus fréquent. Le magnésium est l'anti-stress par excellence. Les travaux de Boyle NB datant de 2017 montrent que le magnésium est un calmant, et que son manque augmente de manière spectaculaire la vulnérabilité au stress.

Tout stress provoque une fuite urinaire du magnésium, ce qui peut entraîner la victime du stress dans un cercle vicieux (consommation excessive). Dans le corps, le magnésium réduit le stress en empêchant la montée du cortisol. C'est aussi un élément dont le corps a besoin pour se procurer de l'énergie. Le magnésium permet donc de combattre le stress en s'opposant aux conséquences d'un taux de cortisol excessif, et en améliorant l'énergie disponible.

Les spécialistes conseillent 600 à 900 mg en cure d'attaque (durant quelques jours) avant de réduire les doses de façon à trouver la dose minimale pour se sentir bien. Le besoin en magnésium est proportionnel au stress. De plus, le magnésium sous la forme de citrate de magnésium ou de bisglycinate apparaît comme étant mieux assimilable que d'autres formes et dépourvu d'effet laxatif. Les aliments riches en magnésium sont le cacao en poudre, les noix du Brésil ou encore les amandes.

<u>Vitamine C</u>

Nommée également acide ascorbique, la vitamine C est une molécule hydrosoluble (soluble dans l'eau). Elle nous est indispensable, mais comme le corps humain ne peut pas la synthétiser, nous devons donc nous la procurer par l'alimentation.

La vitamine C est un puissant antioxydant : elle intervient dans la prévention du vieillissement en neutralisant des particules réactives qui peuvent être toxiques pour les tissus et les cellules, qu'on appelle radicaux libres. Elle contribue aussi à la synthèse de collagène qui structure la peau, les tissus et les os.

Elle joue également un rôle dans l'absorption du fer. De plus, elle soutient l'activité cérébrale en permettant la synthèse de certains messagers chimiques ou neurotransmetteurs. Selon l'étude de Brody S. en 2002, la prise de 500 mg 1 à 3 fois par jour entraîne une diminution de la sécrétion de cortisol (prudence en cas de risque de calcul rénal à base d'oxalate).

Consommer quotidiennement des fruits et légumes colorés et frais participe donc à une bonne santé hormonale. L'aliment naturel le plus riche en vitamine C est notre goyave nationale ; l'on en retrouve également dans la papaye ou encore dans les poivrons.

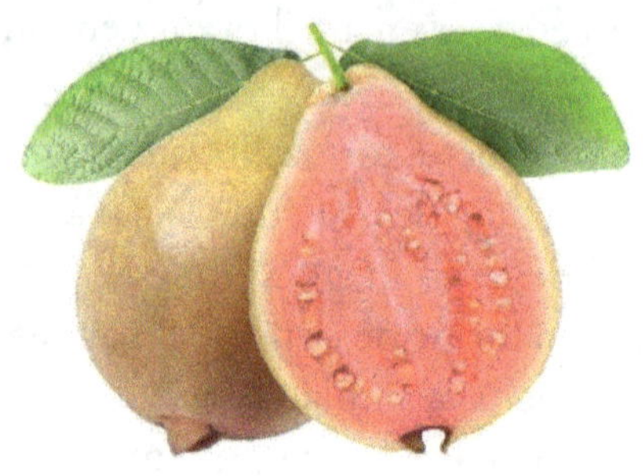

<u>Mélisse officinale</u>

Il existe de très nombreuses plantes dont l'utilisation régulière peut avoir un impact positif pour le stress, mais la liste étant non-exhaustive, je vous propose que l'on en étudie une en particulier. La mélisse (Melissa officinalis) a une action sédative et calmante.

Son efficacité sur les muscles lisses (dont les contractions sont involontaires) la rend tout indiquée sur les terrains anxieux et spasmodiques. L'étude Ibarra A. de 2010 montre que la prise, deux fois par jour pendant 7 jours, d'un extrait standardisé de mélisse (600 mg) aide à se sentir plus calme et moins stressé (e).

<u>Les oméga 3</u>

Il convient de nourrir correctement le cerveau qui est composé majoritairement de lipides, notamment de DHA, un oméga-3 que l'on trouve dans les poissons gras. La qualité des lipides alimentaires est cruciale. La nature des acides gras qui composent les matières grasses que l'on ingère agit directement sur la communication entre les cellules du cerveau.

La consommation de poissons gras tels que la sardine, le maquereau ou le hareng 1 à 3 fois par semaine est recommandée. Au quotidien, l'assaisonnement des crudités peut se faire avec de l'huile d'olive ou de colza première pression à froid, dans une bouteille en verre fumé pour protéger l'huile de la lumière. Enfin, quelques cerneaux de noix sur l'assiette de temps en temps seront d'un grand soutien pour le système nerveux, entre autres.

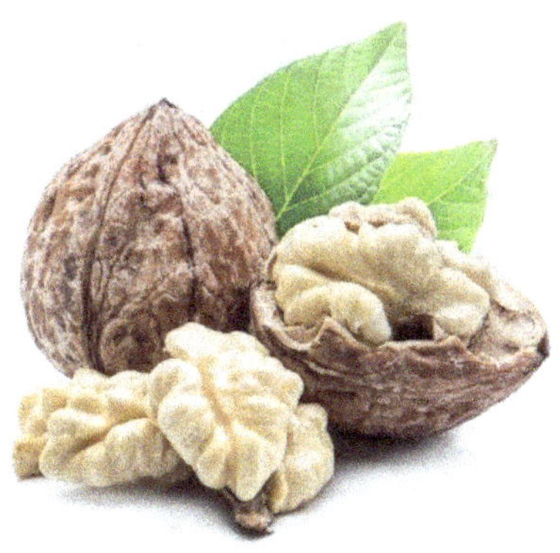

Voici des conseils efficaces face au stress. Mais selon moi, tout comme un athlète qui se renforce, la clé principale vient de notre résistance face aux agents stressants. L'hormèse est à ce titre un excellent outil pour se renforcer tant physiquement que mentalement face aux multiples agressions, car ne l'oublions pas, le stress est avant tout question de perception individuelle. Chacun réagit différemment selon le contexte. Augmenter le curseur de tolérance de façon modérée est un objectif...

Avant de boucler ce chapitre, je dois aborder avec vous ce qui me paraît être l'une des grandes bases de la gestion du stress : l'acceptation. L'acceptation est essentielle dans la vie, car selon le décodage biologique, c'est la cause profonde des maladies. Qu'est-ce que je n'accepte pas au plus profond de moi ? À quel point la vie que je souhaite est en désaccord avec la vie que j'ai ? Ce décalage provoque parfois des tensions internes, et le corps, pour nous aider à comprendre que quelque chose ne va pas, crée la maladie. La maladie, c'est l'effort que fait la nature pour me guérir, selon C.G Jung.

Prenons l'exemple tiré d'une histoire vraie d'une femme à l'hygiène de vie irréprochable avec alimentation saine, respiration quotidienne, santé intestinale au top, activité physique régulière... Elle divorce de son mari et meurt à 40 ans d'un cancer du sein gauche.

En décodage biologique, cela s'explique par un conflit du nid, c'est-à-dire que son corps a craint pour l'avenir de sa progéniture et a voulu les protéger en augmentant les cellules de l'organe majeur de la protection enfantine, le sein. Les causes de l'histoire ne sont pas importantes en soit, ce que je veux

143

mettre en avant, c'est que les évènements difficiles de la vie arriveront tôt ou tard ; on ne peut pas les fuir, cela est impossible.

Mais on a le pouvoir d'avoir un regard différent sur eux, d'être dans leur acceptation, afin de ne pas en être affecté (e) trop lourdement. Sinon l'on risque de perturber l'un des phénomènes les plus connus, mais néanmoins l'un des plus intriguant pour la science : le sommeil.

LE SOMMEIL

• •

• •

« Le sommeil est la meilleure méditation. »

Dalai lama Tenzin Gyatso

Il est une vérité indéniable : aucune pilule, complément alimentaire ou plante ne pourra jamais remplacer les effets thérapeutiques du sommeil. Bien dormir nous permet de régénérer notre corps et notre esprit, d'éliminer les déchets ainsi que de favoriser la réparation des tissus qui en ont besoin. Pendant la nuit, plusieurs processus physiologiques ont lieu, entre autres la détoxification hépatique, vitale pour notre équilibre et pour notre santé.

Depuis quelques années, de grandes opérations marketing mettent en avant les bienfaits de la detox, et proposent de nombreux produits censés la favoriser. Mais nous ne devons pas oublier qu'il s'agit avant tout d'un processus naturel du corps, encore faut-il lui en laisser l'opportunité... Ce processus se déroule la nuit, par le biais de plusieurs organes.

Par rapport à quelques décennies auparavant, les adultes, ainsi que les enfants, dorment moins. D'ailleurs, dormir le moins que possible est souvent considéré comme un comportement admirable dans la société contemporaine. Cependant, le sommeil joue de nombreux rôles pour nous aider à rester en santé, et il serait dommage de s'en priver. Il joue un rôle majeur notamment dans la fonction neuroendocrinienne et le métabolisme du glucose.

Des preuves que la réduction de la durée du sommeil peut avoir des effets néfastes sur la santé ont émergé au cours des dix dernières années. L'accumulation de preuves provenant à la fois d'études épidémiologiques et d'études de laboratoire contrôlés indique que la perte de sommeil partielle chronique peut augmenter le risque d'obésité et de prise de poids.

De plus, des études épidémiologiques chez les adultes et les enfants, et des études de laboratoire chez les jeunes adultes indiquent que la restriction du sommeil entraîne des altérations métaboliques et endocriniennes, y compris une diminution de la tolérance au glucose, une diminution de la sensibilité à l'insuline, une augmentation des concentrations de cortisol le soir, une augmentation des niveaux de ghréline, une diminution des niveaux de leptine et une augmentation de la faim et de l'appétit.

<u>Privation de sommeil</u>

La leptine est une hormone qui contrôle la satiété ainsi que les niveaux de graisses corporelles. La ghréline, elle, considérée comme son hormone antagoniste, contrôle l'appétit, la faim. Pour faire simple, de hauts niveaux de ghréline dans le corps nous poussent à manger tandis que de hauts niveaux de leptine nous coupent la faim. Moins de sommeil entraîne moins de leptine et plus de ghréline dans notre organisme : on mange donc plus de calories.

Des analyses effectuées par Andrew D. en 2012 révèlent qu'au bout de 8 nuits, le groupe qui a dormi 1,3 heures de moins par nuit a consommé en moyenne 549 kilocalories supplémentaires par jour. À l'inverse, le groupe qui a dormi normalement a consommé 143 kilocalories en moins comparativement à ses apports caloriques avant l'expérience.

Selon des chercheurs américains, "une diminution modeste du temps de sommeil, comme celle rencontrée dans la vie courante, augmente de manière très forte la prise alimentaire, sans impact sur la dépense énergétique." Ne pas dormir suffisamment sur le long terme peut avoir plusieurs conséquences sur la santé comme l'hypertension, l'obésité, l'irritabilité (que l'on peut tous observer lorsque nous n'avons pas assez dormi), ou encore le diabète de type 2 [An Pan 2011].

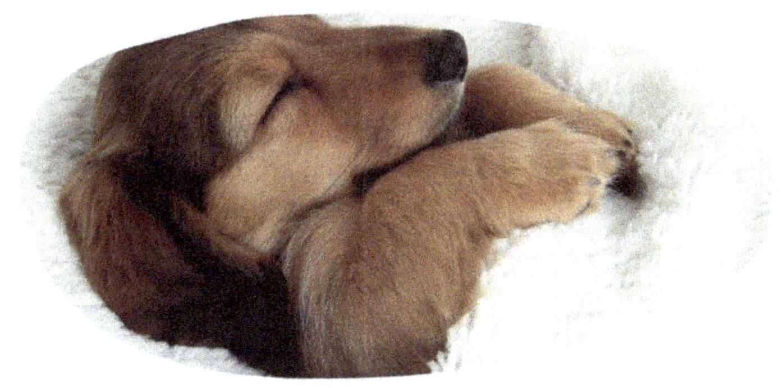

D'autre part, le travail en horaires décalés a déjà été associé à un risque plus élevé d'obésité, en particulier abdominale. En utilisant les données de deux grandes études américaines (l'étude des infirmières 1 et 2), des chercheurs ont pu examiner le lien entre travail en horaires décalés et risque de diabète sur plus de 170 000 femmes.

En effet, le métier d'infirmier est particulièrement soumis à ces variations horaires, de sorte à assurer une veille pour les patients. Franck Hu, auteur de l'étude, déclare : "Cette étude montre l'importance de l'augmentation du risque de diabète et d'obésité parmi les travailleurs de nuit et souligne l'importance d'améliorer la nutrition et le mode de vie pour prévenir le diabète de type 2 dans ce groupe à haut risque."

D'un point de vue hormonal, d'après une étude publiée dans le Journal of the American Medical Association [Rachel Leproult, 2011], la restriction de sommeil entraînerait une diminution du taux de testostérone chez les jeunes hommes et induirait ainsi certains symptômes tels qu'un manque d'énergie et de concentration, une réduction de la libido ou encore de la fatigue intense. Enfin, si vous avez des problèmes de sommeil chroniques, parlez-en en premier lieu à votre médecin, et par la suite vous pourrez suivre certaines préconisations.

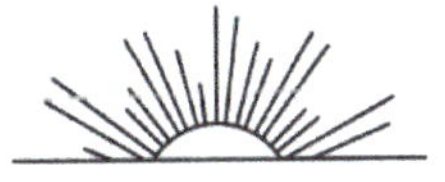

Horaires

Dans la mesure du possible, essayez de vous coucher et de vous lever à heures fixes, même le week-end. C'est surtout au lever que va se jouer la stabilité des rythmes de sommeil car, nous sommes synchronisés avec le rythme du soleil. Il faut surtout éviter d'être en avance de phase ou en retard de phase au moment du coucher. Un bon indicateur pour savoir si vous n'êtes pas en dette de sommeil est de se réveiller de façon naturelle (sans réveil) au moins pendant une semaine.

Literie

Nous passons presqu'un tiers de notre vie dans un lit. Aménagez votre chambre pour en faire un temple dédié au repos ; portez une attention aux bruits, aux odeurs, à l'aspect visuel et épuré... Veillez à utiliser du matériel de couchage approprié (oreiller, matelas etc.) et propre, ce qui vous permettrait de bénéficier des conditions de confort adéquates pour une bonne nuit de sommeil.

Sieste

Réhabilitons la sieste ! Outil mésestimé mais, ô combien impactant pour la récupération... Une sieste de 15 à 30 minutes dans l'après-midi peut être bénéfique à différents niveaux, entre autres, elle aide à lutter contre l'inflammation causée par un manque de sommeil.

Une étude [Junxin Li, 2016] a analysé les effets d'une sieste à midi sur la pression artérielle (PA) chez 386 patients atteints d'hypertension (200 hommes, 186 femmes, de 61,4 ans d'âge moyen). La PA sur 24 h, le pouls, l'indice de masse corporelle (IMC), ainsi que divers indicateurs cardiaques ont été mesurés. Verdict : la sieste a permis de diminuer la PA des participants de 5 % sur 24 heures par rapport à ceux qui ne l'ont pas pratiquée.

Bien que cette baisse ne semble pas spectaculaire, elle peut tout de même « réduire jusqu'à 10 % le risque de problèmes cardiovasculaires », a expliqué le Dr Kallistratos, cardiologue à l'Hôpital général d'Asklepieion Voula à

Athènes. « Notre étude montre que non seulement la sieste de midi diminue la pression artérielle, et que ses bénéfices sont d'autant plus importants que sa durée est longue. »

Selon le scientifique Kallistratos, « les siestes du midi protègent les artères et le cœur de l'hypertension artérielle. ». Enfin, « les patients hypertendus qui ont dormi à midi consommaient moins d'antihypertenseurs que les autres. ».

Activité physique

Les exercices physiques réguliers et modérés améliorent le sommeil profond. C'est notre dépense énergétique de la journée qui va être le baromètre de la quantité et la qualité de sommeil dont nous avons besoin. Le repos comme "récompense" après l'effort... Il faut cependant faire attention à l'activité le soir, qui peut perturber le retour au calme et le sommeil.

Alimentation

Évitez les excitants comme le café, le thé, et l'alcool dès l'après-midi. Préférez les infusions ou la chicorée. Le soir, notre production enzymatique et notre sécrétion de cortisol diminue au profit de la mélatonine, car notre organisme se prépare pour une nuit de repos (digestif et métabolique). Pour le dîner, il est préférable de consommer un repas léger, de préférence avant 20 h.

Ayant besoin d'un repas facile à digérer, privilégiez une assiette équilibrée et digeste composée de fibres douces (légumes cuits), de glucides complexes (très importants pour doper la synthèse de sérotonine et donc de mélatonine ; exemples avec la patate douce, le riz...) et des protéines faciles à digérer comme les poissons blancs, les fruits de mer ou les protéines végétales (ces dernières sont à favoriser le soir, car elles sont plus digestes.)

Ondes et lumière

Éteignez vos appareils électroniques la nuit, du smartphone à la borne wifi. Ces ondes invisibles sont en mesure d'influencer négativement le fonctionnement de votre organisme en provoquant des troubles tels que les insomnies, le manque de concentration...

Les antennes-relais de téléphonie mobile, souvent installées à proximité des foyers dans les agglomérations, exposent des milliers d'individus aux ondes électromagnétiques, ce qui peut conduire à une pathologie connue sous le nom de « syndrome des micro-ondes ».

Cette pathologie conduit l'individu à des réveils en sursaut chaque nuit, et ceci à des heures précises, mais entraîne aussi d'autres perturbations, comme la disparition des rêves pendant le sommeil.

De plus, un téléphone portable, même en veille, émet en permanence des signaux, créant ainsi un champ électromagnétique. Ce champ créé est un élément perturbateur du sommeil, car il est susceptible d'en modifier la qualité. L'utilisation intensive du téléphone modifie la sécrétion de mélatonine, ce qui a aussi un effet perturbateur sur le sommeil.

Enfin, la mélatonine est sécrétée par le cerveau en réponse à l'absence de lumière. Elle subit donc les effets de différents appareils électroniques tels que les téléviseurs et les écrans de façon globale, qui émettent une lumière qualifiée de « lumière bleue " ; cette dernière diminue la sécrétion de la mélatonine, ce qui nous conduit indubitablement vers le manque de sommeil.

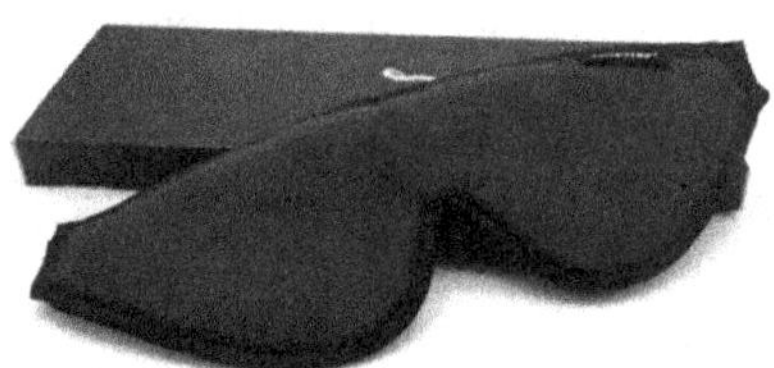

Dans notre société, la lumière est l'un des points les plus négligés en ce qui concerne le sommeil. « Il y a vingt ans, on pensait que le rythme veille/sommeil sur 24 heures était uniquement dicté par notre horloge biologique » raconte Patrice Bourgin, le directeur du Circsom (Centre International de Recherche sur le Sommeil de Strasbourg). À cette époque, on ne connaissait de la lumière que ses fonctions visuelles.

Aujourd'hui, nos connaissances ont évolué : on sait désormais que la lumière, sa couleur, son intensité, la durée pendant laquelle nous y sommes exposés, influent de manière directe sur notre sommeil, même si la recherche sur le sujet en est encore à ses prémices.

Dans une étude menée avec des rongeurs et publiée en juin 2021, les chercheurs du Circsom montrent même que cet effet direct de la lumière contribue pour moitié à la régulation du sommeil, bien plus encore qu'ils ne le supposaient. Pour s'assurer de bonnes nuits, il est donc essentiel de s'exposer suffisamment à la lumière du jour. Pas celle qui est reçue à travers les vitres d'un bureau ou d'un appartement, dont la quantité n'excédera pas quelques centaines de lux en journée, mais bien la lumière zénithale, à l'extérieur donc, ou même par temps couvert où le flux lumineux atteindra 1 000 à 2 000 lux (l'on compte jusqu'à 100 000 lux pour une journée d'été ensoleillée.)

Nous l'aurons compris : c'est dans une obscurité la plus totale que nous pouvons complétement nous reposer. C'est la lumière à laquelle nous sommes exposés qui aide notre horloge biologique interne à se recaler après un voyage transatlantique.

Insomnies

En cas d'insomnies, plutôt que d'essayer de ne penser à rien, choisissez plutôt de penser à quelque chose, et si possible à quelque chose de relaxant. En agissant ainsi, vous détournerez votre esprit du stress de l'endormissement et la détente s'installera progressivement. Si vous avez vraiment du mal, vous pouvez aller prendre l'air et marcher quelques minutes pour vous oxygéner, avant de rejoindre votre lit.

Nous nous sommes intéressés à l'activité qui va occuper un tiers de notre vie, Nous allons maintenant rendre ses lettres de noblesse à la flore, à notre héritage, à l'utilisation des plantes.

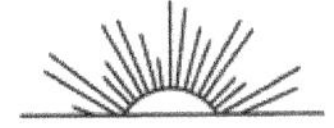

PHYTOTHERAPIE

« *Une mauvaise herbe est une plante dont on n'a pas encore trouvé les vertus.* »

Ralph Waldo Emerson

Les plantes sont présentes sur cette Terre bien longtemps avant nous ; elles se sont déployées et adaptées à leur environnement respectif. C'est la dangerosité de leur environnement qui fait qu'elles ont développé des attributs pour la survie, pour leur survie.

En effet, elles ne possèdent pas de jambes pour fuir face au danger, c'est donc au travers de substances qu'elles sécrètent qu'elles peuvent repousser les prédateurs tels que les bactéries, les virus et bien d'autres. Une exposition prolongée au soleil par exemple ? Elles produiront des anti-oxydants ou du bêta-carotène. Les espèces qui survivent ne sont en aucun cas les plus fortes, mais celles qui s'adaptent le mieux. C'est une leçon de vie, comme la nature en a tant d'autres à nous apprendre...

Autant le dire de façon sincère : il n'existe pas de plantes spécifiques pour éliminer le chlordécone, mais une hygiène de vie adaptée permettra de soutenir l'organisme dans le lent processus d'élimination de ce perturbateur endocrinien. Les îles de Guadeloupe et Martinique regorgent de plantes intéressantes qui sont à notre disposition.

Si notre corps était une maison, l'utilisation des plantes permettrait, entre autres, l'évacuation de la poussière au niveau des portes et fenêtres. Je vous propose de vous présenter succinctement quelques plantes utiles pour chaque « porte de sortie » de notre corps.

C'est-à-dire qu'elles s'avèrent intéressantes pour nous maintenir en santé et conserver notre hygiène de vie, mais toujours en prenant soin, comme nous l'avons vu ailleurs, de notre alimentation, de la gestion de nos émotions, de l'activité physique et de notre sommeil, sans quoi elles perdent de leur utilité et de leur efficacité. Les dosages recommandés ci-dessous sont à suivre après un avis médical.

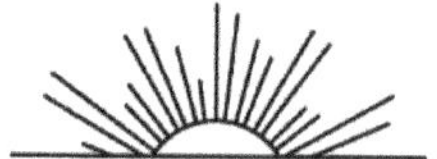

LES POUMONS

Plantain, *Plantago major*

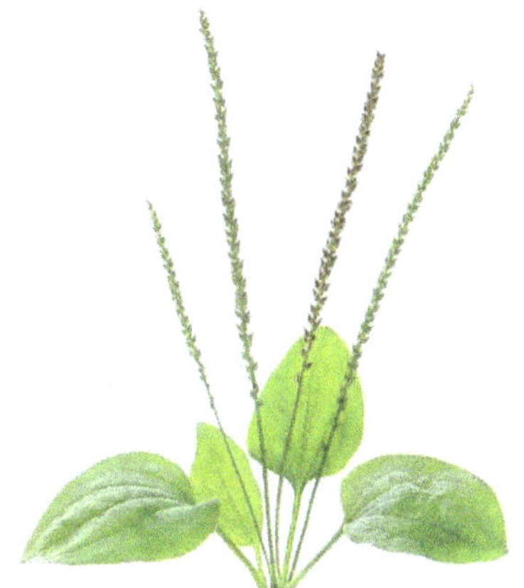

<u>Propriétés</u> :

- Bronchodilatatrices et antihistaminiques

- Anti-inflammatoire pulmonaire

- Anti-allergique

• Les feuilles contiennent notamment des tanins, elles ont une action favorable sur le système respiratoire et vont permettre l'évacuation d'éléments non désirables

Usage : Infusion de 30 g ou 2 cuillères de poudre des feuilles par tasse d'eau chaude, boire une tasse 3 fois par jour

* Indice dosage : 30 g correspondent à 2 cuillères à soupe de poudre

<u>Contre-indication</u> : La plante est contre-indiquée pour les femmes enceintes et allaitantes.

Sureau, *Sambucus canadensis*

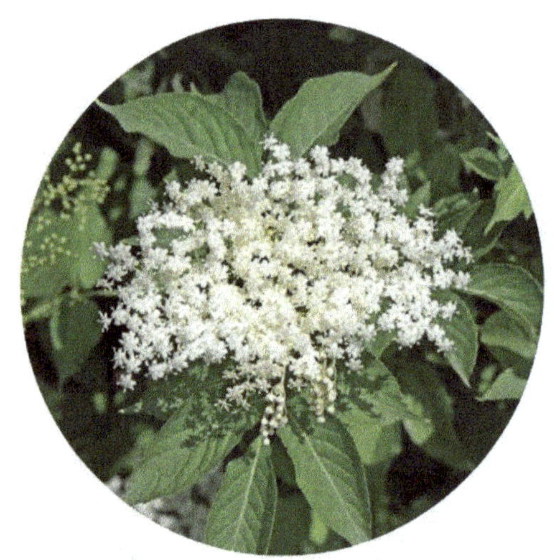

<u>Propriétés</u> :

• Antivirale

• Sudorifique

• Riche en mucilages et tanins

- Action veinotonique et vasculo-protectrice

- Expectorant

<u>Usage</u> : infusion de 30 g de fleurs fraiches ou sèches dans un litre d'eau, 3 tasses par jour

<u>Contre-indication</u> : Le sureau est contre-indiqué chez les femmes enceintes, allaitantes et les jeunes enfants.

Arada, *Petiveria alliacea*

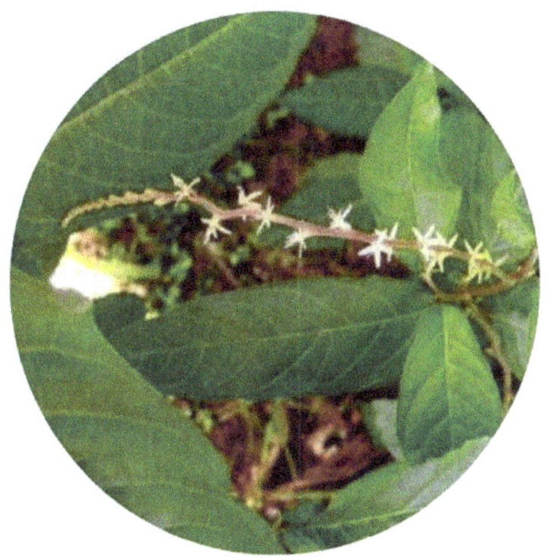

<u>Propriétés</u> :

- Riche en coumarines et en produits soufrés aux propriétés antimicrobiennes et anti-inflammatoires

- Diurétique

- Anesthésiant

- Hypoglycémiant

- Immunostimulant

<u>Usage</u> : Décoction de 30 g de racine/litre d'eau puis inhalation

Contre-indication : Usage interne à privilégier chez la femme enceinte.

Curcuma, *curcuma longa*

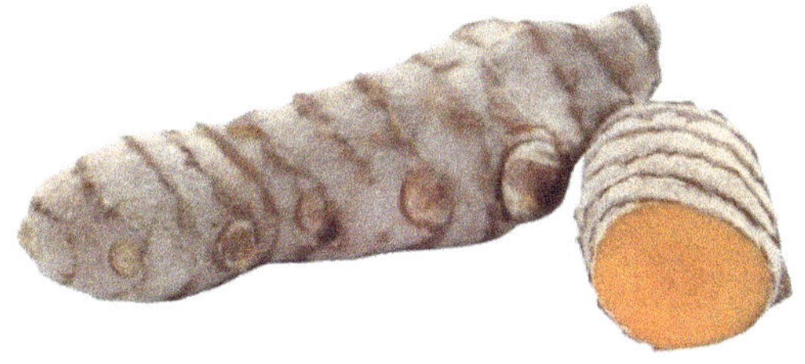

Propriétés :

- Allié du système digestif pour les problématiques inflammatoires

- Antioxydants puissants grâce aux curcuminoïdes

- Soutien des articulations

- Hépato-protecteur

- Equilibre nerveux

- Equilibre cardio-vasculaire

- Cholagogue et cholérétique

<u>Usage</u> : Rhizome à sécher et réduire en poudre : prenez de 1,5 g à 3 g (½ à 1 c. à thé entière) par jour, ce qui correspond à environ 60 mg à 200 mg de curcuminoïdes.

<u>Contre-indication</u> : Personnes souffrant d'obstruction du canal biliaire (calculs biliaires.)

Gingembre, *Zingiber officinale*

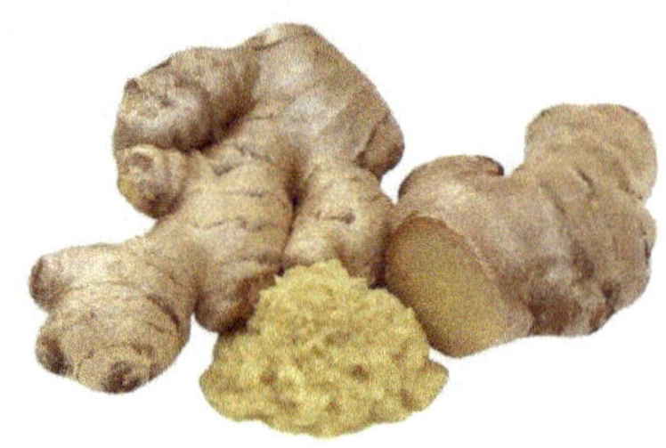

<u>Propriétés</u> :

- Cholérétique et cholagogue (production et sécrétion de bile)

- Favorise la digestion

- Limite les nausées et les vomissements

- Puissant anti-inflammatoire

- Réduit les sensations de fatigue

<u>Usage</u> : Le gingembre peut être utilisé sous différentes formes en cuisine : frais, en poudre, en épice, frais, en rhizome duquel il faut découper de fines lamelles.

<u>Rhizome</u> : 2 à 5 grammes répartis en 2 ou 3 fois durant la journée. L'idéal est de prendre 2 à 5 grammes de rhizome de gingembre répartis en 2 ou 3 fois sur la journée.

<u>Tisane</u> : 10 g pour 250 ml d'eau par jour

<u>Contre-indication</u> : Personnes souffrant d'obstruction du canal biliaire (calculs biliaires), personnes sous traitement anticoagulant, antidiabétique, anti-hypertenseur… ou avant une intervention chirurgicale.

Framboisin, *Ocimum gratissimum*

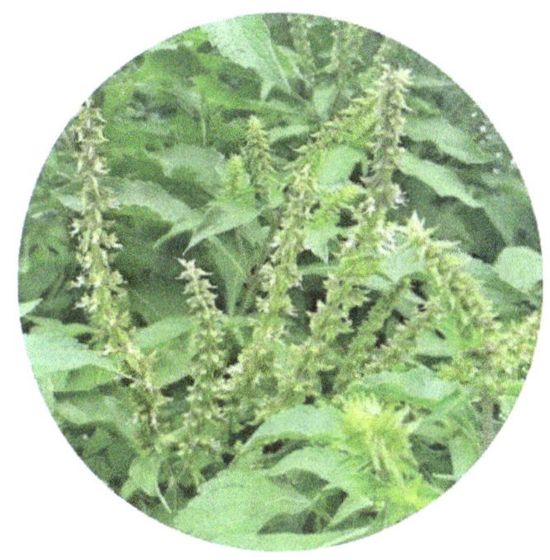

<u>Propriétés</u> :

- Hépato-protecteur

- Cholérétique (permet la sécrétion de bile)

- Immunomodulateur

- Antispasmodique

- Antalgique

Intéressant en cas de flatulences, affections digestives, indigestions, vertiges, vers, diarrhées…

<u>Usage</u> : Une poignée de feuilles et fleurs dans 50 cl d'eau, prendre 2 à 3 tasses par jour

<u>Contre-indication</u> : Aucune en particulier, attention néanmoins au surdosage.

LES INTESTINS

• •

• •

Gros thym, *plectranthus amboinicus*

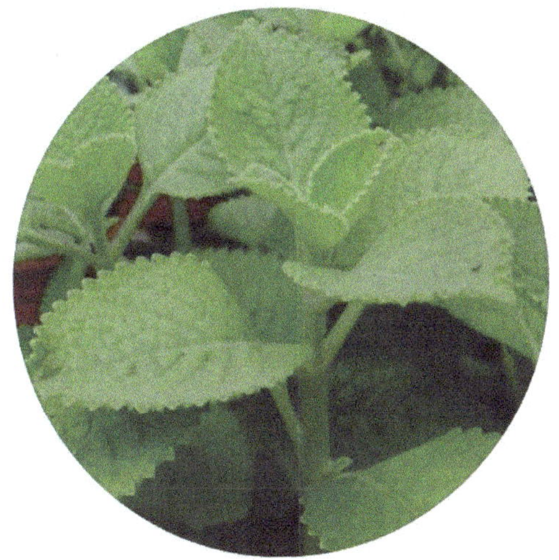

<u>Propriétés</u> :

• Antibactérien

• Antifongique

• Désinfectant intestinal

• Equilibrant bactérien

- Activateur de la circulation

<u>Usage</u> : Infusion de 35 g de feuilles par litre d'eau, prendre 2 à 3 tasses par jour

<u>Contre-indication</u> : Femmes enceintes ou allaitantes.

Giroflier, *Syzygium aromaticum*

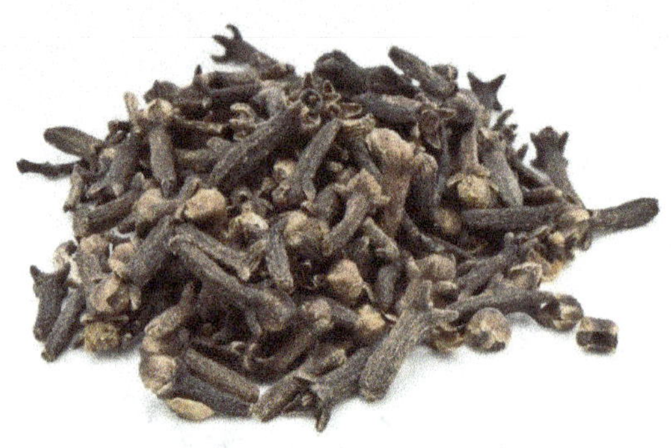

<u>Propriétés</u> :

- Antioxydant

- Dynamise la circulation

- Antalgique

- Anti-inflammatoire

- Aseptisant

<u>Usage</u> : infusion de 3 clous de girofle pour une tasse, prendre 2 à 3 tasses par jour

<u>Contre-indication</u> : Femmes enceintes, allaitantes, personnes souffrant d'hypertension.

Cannelle, *Cinnamomum verum*

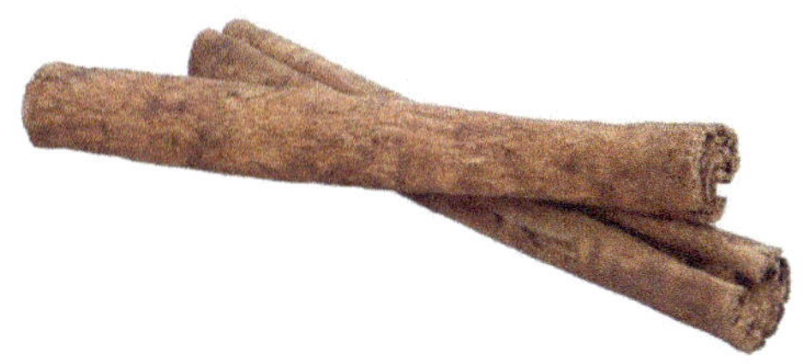

Les études montrent que la consommation de cannelle peut contribuer à lutter contre certains troubles digestifs comme les ballonnements, les éructations et les flatulences. Les chercheurs attribuent également un effet antispasmodique à la cannelle. Cet effet serait dû à l'eugénol qui serait particulièrement efficace contre les spasmes modérés au niveau du tractus gastro-intestinal.

Propriétés :

- Antioxydante

- Fibres

- Minéraux

- Anti-inflammatoire

- Antimicrobienne

- Tonique

- Anti-infectieuse

Usages : Poudre, desserts, infusions, maximum 2 à 4 g par jour.

Contre-indication : Chez certaines personnes, elle peut toutefois entraîner une irritation des muqueuses au niveau de la bouche, surtout lorsqu'elle est consommée en excès.

LES REINS

• •

• •

Orthosiphon, *orthosiphon aristatus*

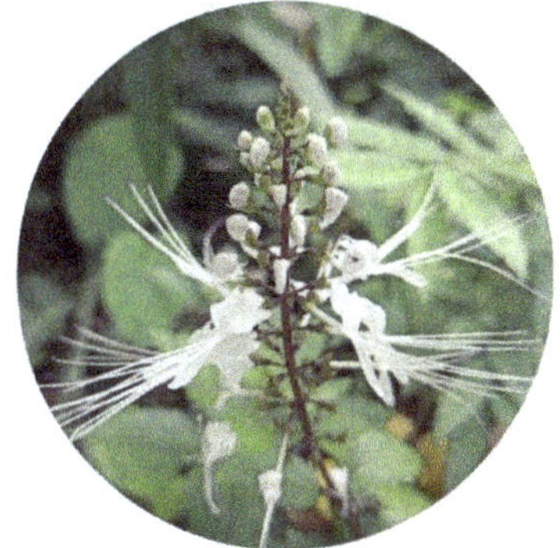

<u>Propriétés</u> :

- Anti-inflammatoire

- Hypo-uricémiant (diminue l'acide urique)

- Diurétique

- Hépato-protecteur

- Facilite les fonctions d'éliminations rénale et digestive

<u>Usage</u> : Tisane à un dosage de 20 g/litre d'eau, maximum 3 tasses par jour.

<u>Contre-indication</u> : Interdit aux personnes souffrant d'insuffisance rénale ou cardiaque et aux femmes enceintes ou allaitantes, aux individus ayant souffert d'une crise de colique néphrétique ainsi qu'aux enfants et adolescents de moins de 18 ans.

Ortie, *Urtica dioica*

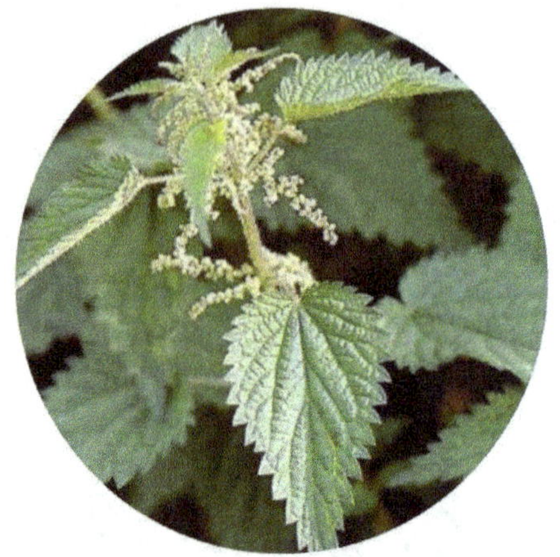

<u>Propriétés</u> :

- Riche en nutriments et protéines

- Antioxydante

- Reminéralisante

- Anti-inflammatoire

- Antianémique

- Soulage les problèmes articulaires et les rhumatismes

<u>Usage</u> : Ortie en poudre (2 cuillères à café par jour), infusion de 30 g/ litre d'eau, boire 3 tasses maximum par jour.

<u>Contre- indication</u> : Pas de contre-indication mais attention au surdosage, notamment si vous suivez un traitement contre l'hypertension ou un traitement

diurétique, anti-inflammatoire, anticoagulant, car l'ortie peut entrer en interaction avec ces traitements.

Graines-en-bas-feuille, *Phyllantus amarus*

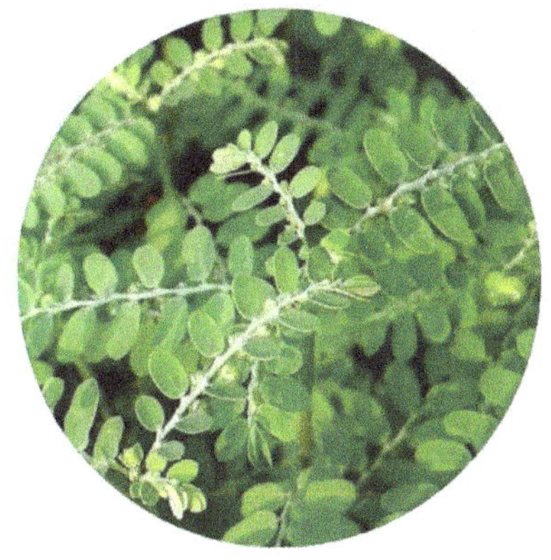

Propriétés :

- Diurétique

- Fébrifuge

- Cholagogue

- Utile également pour lutter contre la rétention d'eau et les troubles hépatiques

- Soulage la lithiase (calculs urinaires) et les cystites

- Dépurative

Usage : Infusion d'une petite poignée des parties aériennes de la plante dans 1/2 litre d'eau très chaude, 10 minutes d'infusion. Prendre 2 à 3 tasses par jour.

Contre- indication : Attention au surdosage

En plus des infusions, d'autres techniques sont à notre disposition pour extraire les propriétés des plantes. Quelques explications…

Infusion : L'infusion, dont nous avons déjà parlé, est le mode d'utilisation des plantes le plus connu. Il consiste à verser sur la plante à infuser de l'eau frémissante, c'est-à-dire tout juste bouillante, d'une température de 80-90°C.

L'infusion est particulièrement adaptée aux parties fragiles des plantes, telles que les fleurs ou les feuilles, ainsi qu'aux plantes riches en substances volatiles et aromatiques, qui, rappelons-le, se dégradent à trop haute température. C'est pour cette raison qu'il est conseillé de toujours couvrir son infusion, afin d'en pour en conserver tous les principes actifs.

La durée d'infusion varie de 5 à 10 minutes généralement, en fonction des plantes.

Décoction : Elle est le mode de préparation à privilégier pour les parties plus rigides et fibreuses de la plante, telles que les racines, certaines graines ou encore l'écorce. Le principe change légèrement par rapport à l'infusion : la décoction consiste à mettre les plantes dans une casserole d'eau froide, à faire chauffer tout doucement jusqu'à ébullition, puis à laisser bouillir pendant le temps indiqué, et enfin à couper le feu et laisser infuser à couvert.

Enfin, il faut filtrer la préparation tout en pressant le marc, puis la boire. La durée de décoction dépendra de la partie de la plante utilisée :

• Pour les tiges, les fruits ou les feuilles coriaces : 2 à 3 minutes seront nécessaires

• Pour les parties plus coriaces telles que racines, rhizomes et écorces : 5 minutes seront nécessaires

Teinture mère : Elle est obtenue par macération de plantes fraîches dans de l'alcool, ou dans un mélange d'alcool et d'eau, afin de permettre l'extraction des principes actifs. On parle également d'extrait hydroalcoolique ou d'alcoolature. Il s'agit de faire macérer une certaine quantité de plantes dans de l'alcool.

Ce dernier doit être le plus pur possible, de préférence entre 60 et 90°, mais comme il est aujourd'hui difficile de se procurer de tels alcools, il est préférable d'utiliser un alcool fort titrant à 45-50°.

Bain de bouche et gargarisme : Ce sont deux méthodes très proches qui permettent de soulager les maux bucco-pharyngés. Les plantes privilégiées, telles que les clous de girofle ou le bois d'inde, possèdent des propriétés astringentes ou antiseptiques, pour resserrer les tissus tout en les désinfectant. Le bain de bouche permet de soulager les troubles buccaux tandis que le gargarisme va avoir pour cible la gorge et non l'intérieur de la bouche.

Les bains : Ils permettent de soulager de nombreux problèmes, qu'ils soient cutanés, circulatoires, musculaires, articulaires ou encore nerveux.

Pour le bain aromatique, on utilise une infusion ou une décoction de la plante dans 1 voire 2 litres d'eau, à laisser tiédir ou refroidir. Cette préparation va ensuite être additionnée à l'eau du bain. Un autre moyen ludique est de suspendre sous le robinet d'eau chaude, un sac en tissu contenant les plantes séchées. L'infusion se fera ainsi le temps du bain. Il est possible de presser régulièrement le sachet pour faciliter l'extraction des principes actifs. Généralement, on reste dans le bain au moins une dizaine de minutes.

Concernant le bain de siège, il convient également de réaliser une infusion ou une décoction de la plante de 1 ou 2 litres d'eau. Il est souvent nécessaire d'ajouter de l'eau à la préparation pour obtenir un volume suffisant.

Il est possible de laisser tiédir ou refroidir l'eau du bain de siège ; Il peut en effet se pratiquer chaud ou froid. Ce type de bain de siège est souvent à privilégier en cas d'hémorroïdes. Il est recommandé de rester environ 5 à 15 minutes dans le bain de siège et de renouveler l'opération 1 à 2 fois par jour si nécessaire.

Inhalation : Elle est idéale et efficace pour dégager les voies respiratoires en cas d'encombrement ou pour soulager des affections respiratoires. Pour ce faire, on utilise généralement des plantes expectorantes et mucolytiques telles que l'efferalgan.

Zoom sur la Chlorella

Bien que la Chlorella ne soit pas une plante, il m'a paru pertinent d'en parler dans ce chapitre.

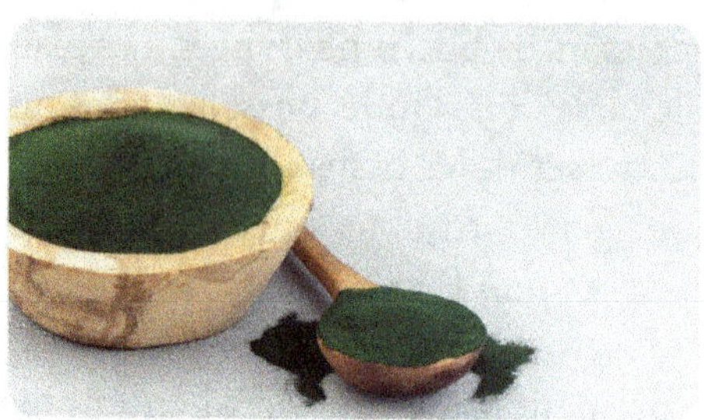

Considérée comme un aliment fonctionnel de par ses grandes qualités nutritionnelles, la Chlorella est une microalgue riche en protéines et en antioxydants.

Cette algue contient toutes les vitamines et minéraux nécessaires au bon fonctionnement du corps, notamment la vitamine D2, la vitamine B12 et le fer, ce qui fait d'elle un excellent supplément pour les personnes végétariennes, véganes et celles qui souffrent d'anémie.

Les dernières données des chercheurs indiquent des atouts intéressants pour la santé du foie et le système immunitaire par la consommation de Chlorella.

L'article scientifique de Scott Pore [S.Pore, Detoxification of chlordecone] apporte des éléments éclairants sur l'utilisation de la Chlorella. Son étude sur des rats a montré une accélération de la détoxification de ces animaux empoisonnés au chlordécone, diminuant la demi-vie de la toxine de 19 à 40 jours.

Les algues ingérées ont traversé le tractus gastro-intestinal en restant indemnes, ont interrompu la recirculation entérique de l'insecticide, et ont ensuite éliminé le chlordécone lié avec les matières fécales.

Cependant, en tant que conseiller en santé naturelle, je mets en garde toute utilisation abusive de cette algue, car elle est extrêmement puissante, elle a la particularité de « chélater » les métaux lourds. L'on compte l'aluminium, le plomb et le cadmium par exemple, qui sont nocifs pour le corps. Ceux-ci se « cachent » dans nos tissues.

La Chlorella a la particularité de remettre ces métaux lourds dans la circulation sanguine pour pouvoir être évacués, mais si l'individu concerné n'a pas des organes d'élimination au top de leur forme, cela causera des dommages. Faites-vous accompagner par un professionnel avant d'entreprendre une cure de Chlorella.

L'utilisation des plantes locales a été présentée dans ce chapitre. Les plantes poussent en grande partie grâce à une source d'énergie abondante sur nos îles : le soleil. Et j'ai le souhait de vous en parler maintenant un peu plus en détails...

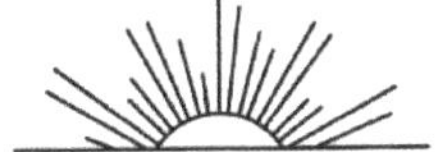

HELIOTHERAPIE

• •

• •

« Là où le soleil entre, le médecin n'entre pas. »

Paul Carton

Notre peau est faite pour capter les rayonnements solaires. Elle se réchauffe très vite, et cette chaleur irradie notre organisme. Le berceau de l'humanité se trouve sous les tropiques, ce qui fait de l'homme un mammifère adapté au soleil. Née au début du XXe siècle, l'héliothérapie est basée sur les effets thérapeutiques des rayonnements solaires et des ultraviolets. Composée des mots grecs "helios" qui veut dire "soleil", et "therapeuticos", qui veut dire "qui prend soin de", c'est une technique empruntée au mouvement hygiéniste.

En Suisse, dès 1903, le docteur Auguste Rollier ouvre la première clinique de traitement par héliothérapie. Elle était destinée en particulier pour les malades souffrant de tuberculose osseuse et les enfants rachitiques.

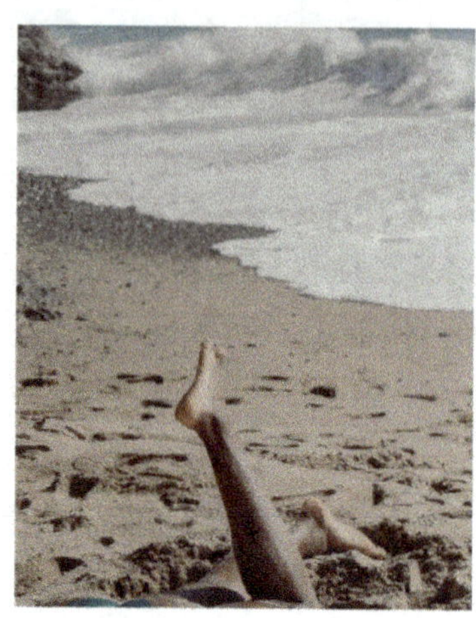

Notre organisme est sans cesse soumis à des radiations naturelles qui proviennent de la Terre ou de l'espace, en particulier aux rayons gamma, filtrés par les différentes couches de l'atmosphère. Certaines radiations proviennent du phénomène de réflexion : lorsque le rayon percute le sol et se réfléchit, il entraîne une augmentation du rayonnement. Au sol, l'énergie lumineuse se compose de 55 % de rayons infrarouges, de 39 % de photons, et de 5 % d'UV.

Le soleil fait partie de ces radiations naturelles dont nos organismes ont besoin (mais pas de n'importe quelle façon). Il est considéré par beaucoup de peuples comme une entité à part entière. En termes purement scientifiques, et avec la vision symbolique qui s'y rattache, il est l'élément extérieur le plus indispensable à la vie.

La lumière solaire est riche en rayons infrarouges. La peau est complètement perméable aux infrarouges qui ont un effet réparateur et qui sont absorbés en très grande quantité par le milieu intérieur. Les docteurs Bishop et Dumoulin ont démontré qu'en pénétrant l'organisme en profondeur, les infrarouges provoquent une accélération des mouvements des molécules et des atomes. Cela crée un réchauffement, une vasodilatation des capillaires, ce qui constitue un milieu propice aux échanges cellulaires.

L'augmentation des échanges cellulaires accélère la réparation tissulaire [Asaba A., 2014] Augmentation de l'apport en oxygène, évacuation des déchets, assainissement du milieu intérieur, amélioration de la circulation, diminution des foyers inflammatoires sont des conséquences directes d'une bonne exposition aux infrarouges [Achiraman S., 2014].

De plus, en créant une fièvre locale interne, les infrarouges augmentent le pouvoir leucocytaire au sein de nos organes (quantité de globules blancs).

Enfin, ils ont une action antalgique : ils diminuent la douleur par un effet direct de la radiation sur les terminaisons nerveuses. C'est bien connu, un petit bain de soleil procure un état de détente global du corps ; on se sent bien, tout simplement...

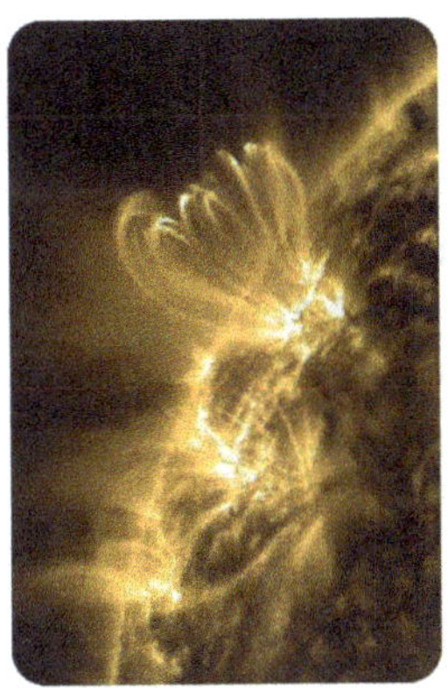

Les rayons ultraviolets

Il existe trois types de rayonnements ultraviolets : les UVA, les UVB, et les UVC. Ils ont chacun à leur tour une action très puissante sur l'organisme. Certains UV sont dits abiotiques, c'est-à-dire qu'ils sont nocifs pour la matière, donc qu'ils représentent un danger pour nous, tandis que certains sont biotiques. Les UV de type biotique améliorent l'activité cellulaire et ont des effets positifs sur l'énergie ; on dit qu'ils sont promoteurs de vie.

Les UVC, de faible longueur d'ondes (entre 100 et 280 nm), sont absorbés par l'atmosphère, en particulier par l'ozone, et n'atteignent pas la surface de la Terre, car ils sont nocifs pour nous ; la couche d'ozone est à ce titre essentielle.

Les UVB, eux, sont néfastes du point de vue biologique lorsqu'ils sont présents en très grande quantité sur notre peau ; heureusement, ils sont presque entièrement absorbés par l'atmosphère.

Très énergétiques, les UVB représentent 5 % des UV reçus sur la Terre, et leur impact est atténué par les nuages ou encore le verre, et peuvent pénétrer l'épiderme. C'est contre ce rayonnement que l'organisme va se protéger en sécrétant de la mélanine qui va permettre de construire une sorte de barrière pour protéger les couches inférieures de notre corps.

Ce sont ces UVB qui sont responsables des brûlures, des coups de soleil en cas d'exposition non adaptée, et seront donc générateurs de radicaux libres. Les radicaux libres sont des molécules d'oxygène très réactives. C'est un sous-produit des réactions biochimiques qui se déroulent dans l'organisme. Ils sont associés au vieillissement et sont à l'origine d'un stress oxydatif qui joue un rôle dans différents troubles ou maladies liés à l'âge. (rides de la peau, cataracte, cancers...)

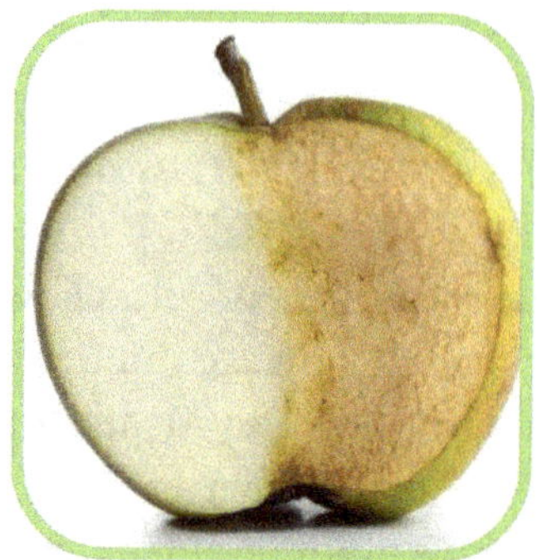

oxydation d'une pomme

Tabagisme, alimentation riche en graisse, pollution, alcool, exposition prolongée au soleil, excès de sucre raffinés provoquent une surproduction de radicaux libres. Pour les éviter, il faut d'abord agir de façon préventive en réduisant la consommation d'alcool, de tabac, en ayant une activité physique régulière, en optimisant son sommeil et en adoptant une alimentation équilibrée et riche en antioxydants.

Dans le monde végétal, les meilleurs antioxydants sont le clou de girofle, la cannelle et le curcuma. Les antioxydants luttent contre les radicaux libres en les neutralisant. On les retrouve également dans les caroténoïdes (principalement les aliments d'origine végétale de couleurs rouge, orange, jaune, les légumes à feuilles sombres et les algues). Ce rôle de protection est par ailleurs présent dans les vitamines C, E, les polyphénols et les flavonoïdes (fruits rouges, agrumes, thé vert, etc.).

Donc, lorsque votre peau est brûlée, l'organisme déclenche des réactions inflammatoires qui libèrent des radicaux libres et accélèrent le vieillissement cutané. L'action des radicaux libres reste néanmoins bénéfique dans la lutte contre le psoriasis, pour en diminuer les symptômes. Ils interviennent aussi de façon positive sur la production et la maturation du mouvement cellulaire, dans l'élimination des déchets toxiques ainsi que dans la défense contre les microbes et les virus.

La tempérance est une grande qualité…Il ne s'agit donc pas de faire la guerre aux radicaux libres, mais de trouver l'harmonie. En effet, le corps sait s'adapter à leur présence lorsque le taux d'UVB est bas.

Les UVA, quant à eux, atteignent la Terre avec la plus forte intensité. Ils représentent plus de 80 % du rayonnement UV et sont susceptibles de pénétrer profondément nos tissus. Notre peau est faite pour absorber des UVA, qui nous permettent notamment de convertir une partie du cholestérol en vitamine D3.

S'exposer au soleil participe donc à la fabrication par le corps de vitamine D, qui ressemble, par son champ d'action, plus à une hormone. Cette vitamine joue un rôle majeur dans la réabsorption du calcium et du phosphore par l'intestin grêle ainsi que dans leur fixation sur les os.

D'autre part, une étude d'Henri Catalan montre qu'une exposition longue aux UVA, échelonnée sur plusieurs jours, augmente de 10 % l'activité oestrogénique, tandis que les hypocalcémies, qui correspondent à l'insuffisance de calcium dans l'organisme, se neutralisent [D'Orazio J, 2013].

Les UVA stimulent les œstrogènes, qui à leur tour jouent un rôle sur la fixation du calcium. Le soleil contribue à des hauts niveaux de testostérone dans le corps, ce qui aide à avoir une bonne libido, et combat l'anxiété et la dépression. La testostérone est une hormone sécrétée par les testicules chez l'homme, en moindre quantité par les ovaires chez la femme, et également par les glandes surrénales chez les eux sexes.

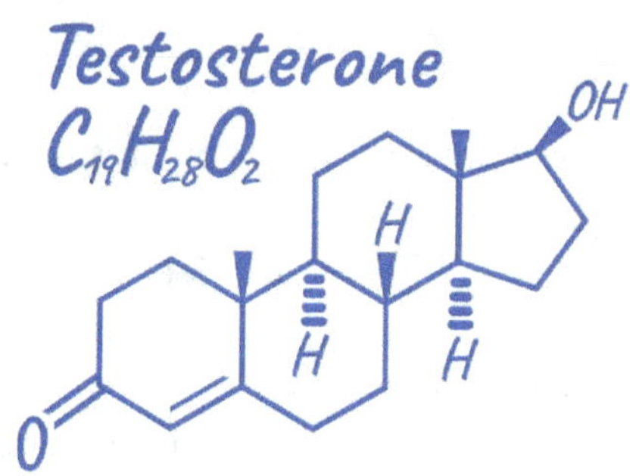

Cette hormone est à l'origine du développement des organes génitaux, de la pilosité ou encore de la mue de la voix. Au niveau sexuel, elle joue un rôle crucial dans la spermatogénèse, la maturation des spermatozoïdes, et donc favorise la fertilité. Anabolisante, elle favorise aussi le développement osseux et musculaire et stimule la production de protéines, d'où l'attrait des sportifs à son égard.

Sur le plan hormonal, les UV diminuent la séborrhée. Par conséquent, les glandes sébacées libèrent moins de sébum. Les rayons du soleil jouent un rôle positif sur l'utilisation, par les glandes sébacées, de la dihydrotestostérone, dérivé de la testostérone dont nous avons parlé précédemment. Une peau acnéique produit 2 à 20 fois plus de dihydrotestostérone qu'une peau normale, ce qui entraîne une sécrétion importante de sébum [Halliday GM 2005].

Enfin, s'exposer dès le réveil à la lumière naturelle régule les niveaux de cortisol, hormone dont les personnes souffrant de fatigue chronique sont en carence. Son pic intervient en journée tandis qu'elle décroît la nuit pour faire place à la mélatonine, hormone du sommeil. Malheureusement, ces personnes souffrant de fatigue chronique ont des sécrétions hormonales inversées. Elles sont donc fatiguées le jour et en forme la nuit. L'une des approches naturelles de guérison consiste simplement à s'exposer à la lumière le jour ainsi que contempler le coucher du soleil.

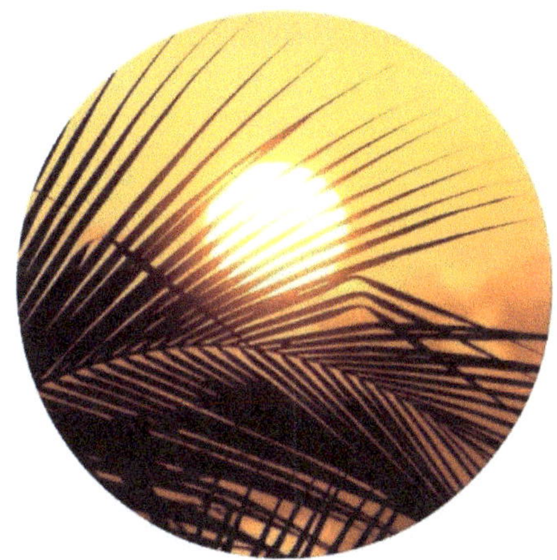

Une étude de la Brigham Young University (Utah) suggère que la durée entre le lever et le coucher du soleil influence l'humeur, plus que d'autres facteurs comme la température, la pollution ou la pluie.

Dans cette étude publiée dans le Journal of Affective Disorders, il est apparu que la durée de l'ensoleillement influençait l'humeur. L'augmentation de la durée d'ensoleillement était associée à une diminution des angoisses ; un début d'explication aux fameuses dépressions hivernales, dont nous sommes heureusement épargnés aux Antilles.

Le manque de soleil provoque un dérèglement du rythme circadien et des mécanismes hormonaux et surtout une diminution de la production des neurotransmetteurs, sérotonine et dopamine, deux hormones associées au bien-être.

Le soleil, grâce à l'action des UV et des ultraviolets, a un impact hormonal et cellulaire majeur sur l'ensemble du corps, et on ne peut le limiter à la production de vitamine D. Notre environnement nous offre la possibilité de nous exposer correctement toute l'année au soleil, il ne faut pas s'en priver…

Le soleil, à travers ses rayons, fournit donc l'énergie à la nature dans son intégralité. C'est un atout incontournable de nos îles, tout comme une certaine étendue de bleue. Tâchons à présent de mettre en avant un élément de notre environnement aux nombreuses vertus thérapeutiques : la mer.

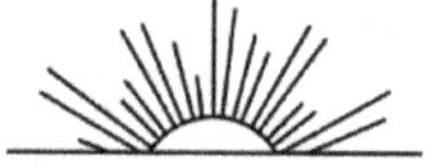

HALOTHÉRAPIE

∴∴

« J'ai pensé aux misères que la mer guérit si l'on sait s'en servir. »

Louison Bodet

L'halothérapie, ou thérapie par le sel, consiste à respirer de l'air contenant de minuscules particules de sel pour améliorer la respiration. L'halothérapie est considérée comme un traitement alternatif pour les problèmes pulmonaires tels que l'asthme, la bronchite et la toux. Cette thérapie commence à être connue au XIIème siècle à travers différents écrits.

Au XIXe siècle, des médecins ont fait le lien entre des mineurs polonais qui travaillaient dans des mines de sel, et les bienfaits de l'halothérapie, car ces travailleurs n'étaient jamais malades durant l'hiver. Aujourd'hui, l'on sait qu'il s'agit d'une thérapie excellente pour :

- réduire le niveau de cortisol

- excréter un maximum de toxines [Richardson ML, 1985]

- se reposer, et donc récupérer de l'énergie

- améliorer la santé de ses poumons [Bottoni P, 2014]

Pourquoi parler d'halothérapie ? Ce concept a été inventé pour reproduire les conditions environnementales de l'eau de mer et de l'air marin, qui contiennent de nombreux éléments minéraux et vivants ; ceux-ci vont avoir un effet astringent notamment sur la peau et sur le système lymphatique, ce qui favorise le renouvellement cellulaire. L'eau de mer est un anti-inflammatoire majeur.

Dans l'eau de mer, l'on trouve du zinc, de l'iode, du sodium, du calcium, du magnésium, du brome, ou encore des ions sulfate et fluor qui reminéralisent l'individu. Ce n'est donc pas par hasard qu'autrefois, les médecins préconisaient aux patients de boire une gorgée d'eau de mer. Et dans une société où beaucoup de personnes se retrouvent déminéralisées par un mode de vie stressant, vivre sur nos îles s'avère une véritable bénédiction...

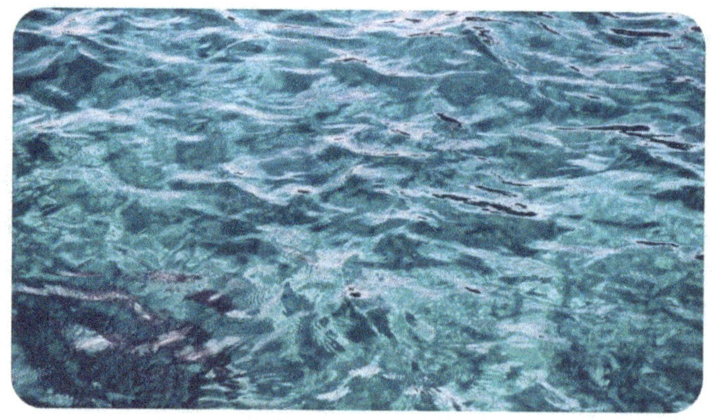

De plus, l'utilisation de l'eau de mer sur la peau entraîne une meilleure circulation sanguine et lymphatique, la stagnation des éléments dans ces deux systèmes étant génératrice de maladies inflammatoires sur le long terme. On peut donc en déduire qu'être en contact avec l'océan est l'un des actes les plus importants de prévention santé.

Par ailleurs, l'eau de mer procure des effets relaxants, de détente musculaire, tout particulièrement grâce à la présence de brome, un minéral connu pour ses effets relaxants pour les muscles. Favorisant la cicatrisation cutanée, l'iode y est aussi présent de façon importante ; il s'agit d'un élément chimique, relativement rare dans le milieu naturel, essentiel au bon fonctionnement du corps humain et de la glande thyroïdienne (maîtresse de notre métabolisme).

Vous vous êtes peut-être déjà demandé pourquoi prendre un bain de mer ou aller à la rivière vous procurait autant de bien-être... L'une des explications concerne la présence d'ions négatifs en grande quantité sur les plages et leurs alentours. Les vagues qui se brisent dans l'eau ou sur le sable entraînent la pulvérisation de l'eau et de l'air et la cassure de molécules qui libèrent, par effet Lenard, des atomes chargés : les ions.

La concentration en ions négatifs provoquée par le mouvement des vagues peut atteindre 80 000 ions par cm³. À titre de comparaison, la concentration en ions négatifs n'est que de 50 ions par cm³ dans une ville polluée et 15 ions par cm³ dans une voiture. Ces atomes sont bénéfiques pour notre santé : ils améliorent notre humeur, notre tonus, la qualité de notre sommeil, la concentration, l'oxygénation de nos tissus… [Msezane AZ, 2010].

Les ions négatifs nous rendraient également moins vulnérables au stress. La pollution extérieure ou celle de l'air intérieur, les écrans de télévision ou d'ordinateur entraînent la diminution du nombre d'ions négatifs et favorisent la production d'ions positifs, nocifs. Ces derniers entraîneraient fatigue, maux de tête, irritabilité…

Ils feraient aussi baisser le taux de sérotonine (neurotransmetteur cérébral) et stimuleraient la sécrétion de cortisol (dont l'action anti-inflammatoire peut avoir un effet bénéfique sur les douleurs articulaires). Les ions négatifs, au contraire, favorisent les échanges entre les cellules et la pénétration d'oxygène (ionisé négativement) au niveau pulmonaire.

Les recherches scientifiques concernant les effets des ions sur la santé sont en cours. Cependant, en attendant une validation scientifique claire sur le sujet, nous pouvons tous être persuadés des bienfaits de la mer, juste par la sensation de bien-être que nous ressentons après un bon bain. Personnellement, je suis un défenseur de la science, mais je prône également les démarches empiriques, qui sont l'étude par expérimentation...

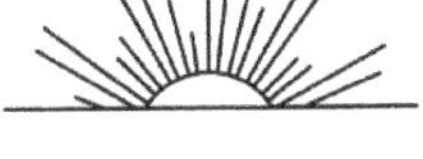

Le plasma marin est de l'eau de mer stérilisée selon un protocole spécifique. Le biologiste René QUINTON a montré la similitude entre le plasma sanguin et le plasma marin isotonique. En consommation interne, le plasma marin apporte des minéraux et oligo-éléments biodisponibles en proportion similaire aux besoins de l'organisme, grâce aux phytoplanctons.

Le phytoplancton, ou poumon de la planète, constitue l'ensemble des cyanobactéries et microalgues présentes dans les eaux de surface. Grâce à la photosynthèse, il produit plus de la moitié de l'oxygène terrestre et consomme la moitié du dioxyde de carbone.

Le plasma marin permet de drainer les liquides cellulaires, favorisant ainsi l'élimination des déchets métaboliques liés à l'alimentation, au stress chronique, ou encore à la pollution. Par un apport en minéraux alcalins tels que le magnésium, le calcium, le potassium ou le sodium, le plasma marin aide à maintenir l'équilibre acido-basique du corps. Ce dernier permet d'entretenir un équilibre entre l'acidité et l'alcalinité du corps dans les différents pH, notamment celui du sang, si important.

En agissant sur l'activité cellulaire, le plasma marin augmente la vitalité. La forme isotonique est adaptée à tout le monde tandis que l'hypertonique, composée à 100 % d'eau de mer, sera déconseillée aux personnes souffrant d'hypertension ou de problèmes rénaux sévères.

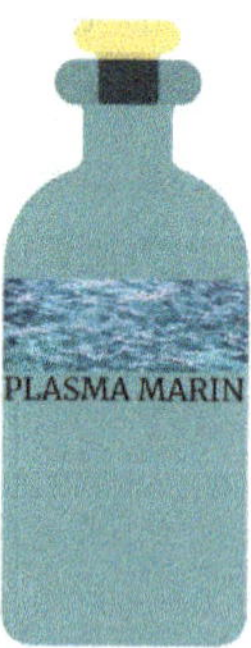

La mer, élément important de notre environnement, de façon globale, a été évoqué ici dans ce qu'elle a de plus vertueux à nous offrir. Après ces explications, je vous propose que nous quittions un peu le monde matériel et essayons d'avoir une vision plus large des problématiques que soulève le sujet du chlordécone.

ANTIFRAGILE

∴

« Que la force me soit donnée de supporter ce qui ne peut être changé, le courage de changer ce qui peut l'être et la sagesse de distinguer l'un de l'autre. »

Marc Aurèle

Étant formé à la pratique de la naturopathie et au causalisme (recherche de la cause de toute chose), je me suis interrogé de façon plus ou moins philosophique sur les raisons de l'utilisation de ce pesticide sur nos terres. Je pense que l'être humain commence à se libérer de toute forme d'esclavage ou d'enchaînement en se posant d'abord des questions. Et j'ai à cœur de partager les miennes avec vous...

Si l'on retrace l'historique du chlordécone, le charançon noir apparaît comme coupable de toute cette histoire, un nuisible qui du jour au lendemain vient perturber les plantations, et mettre à mal l'agriculture de tout un peuple... C'est une vision du problème très compréhensible, que tout un chacun peut avoir eu à un moment donné quant au sujet de la contamination au chlordécone.

Mais je pense humblement qu'il nous faudrait aller plus loin, beaucoup plus loin que ce simple constat, et avoir peut-être une vue d'ensemble du problème... Comment cela se fait-il que, lors d'une épidémie, il y ait des personnes qui soient atteintes par un virus ou une bactérie, tandis que d'autres pourtant proches d'elles ne tombent pas malades ? Simple coup du sort ? Et

189

pourquoi les moustiques prolifèrent en grand nombre dans un milieu donné et pas dans un autre ?

Autant de questionnements qui nous ramènent vers une seule et même chose : le terrain. Nous l'avons abordé dans le chapitre sur la naturopathie et ses grands principes, l'état du terrain d'un individu conditionne son état de santé général...Il en est de même pour la nature. C'est ce que je vais tenter de vous expl

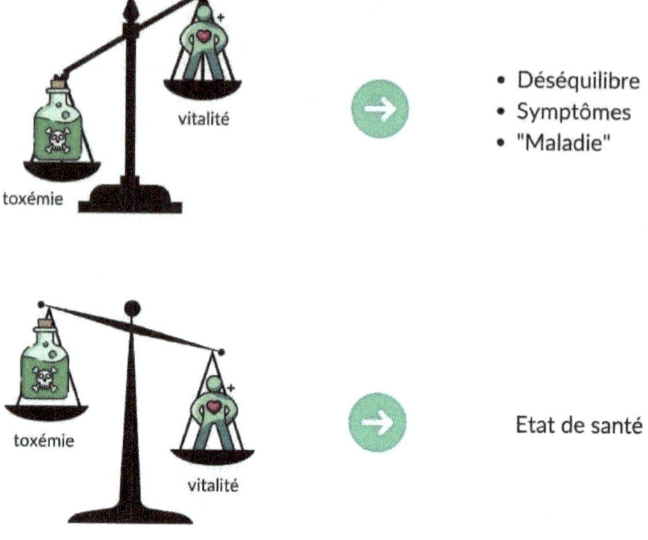

Nous l'avons vu précédemment, la monoculture a fait sa demeure sur nos terres antillaises. Elle a été utilisée dans les agricultures industrielles et biologiques, ce qui a augmenté l'efficacité de l'agriculture et de la récolte, et réduit les coûts des agriculteurs. En monoculture, en principe, pour des rendements plus élevés, chaque plante subit le même processus standard de culture, d'entretien et de récolte. Cela conduit à une production plus importante et à des coûts plus faibles.

Les parasites et les maladies sont traités sans tenir compte des effets du traitement sur les autres plantes où ils n'existent pas. En outre, lors de la récolte, le monopole assure l'uniformité, car il est facile d'assembler les parties requises des plantes par des techniques simples. Cependant, la monoculture, par son fonctionnement, augmente le risque de parasites et de maladies.

Par ailleurs, bien que cet exercice ait augmenté l'efficacité de l'agriculture et de la récolte, il peut être critiqué en raison de l'impact énorme sur l'environnement. Ce type de culture entraîne aussi la pauvreté des nutriments du sol et donc sa dégradation, ainsi que la déforestation. Elle détruit donc les nutriments dans le sol. La monoculture présente donc une balance bénéfice/risque assez déséquilibrée. Et avec ce recul, il est clair que le charançon a pu proliférer sur nos plantations de manière exponentielle, car l'environnement le permettait.

C'est un triste constat : tous les systèmes naturels des Antilles sont touchés par la pollution au chlordécone, terres, mers, rivières, eaux, animaux marins, animaux d'élevage, légumes racines... C'est un tableau qui peut paraître inquiétant, mais je suis de ceux qui refusent le fatalisme, et je suis convaincu que c'est une opportunité incroyable de vivre autrement, de penser autrement et d'influencer les générations futures. C'est aussi pour cela que je veux écrire.

Je pense que nous sommes à un moment important, un moment où nous devons premièrement comprendre l'histoire de cette contamination dans son intégralité, digérer cette dure injustice, se battre pour sa reconnaissance, l'accepter, et enfin faire des choix pour aller de l'avant et ne pas vivre dans le passé. Avancer, surtout...

Nassim Nicolas Taleb, écrivain libano-américain, dans son livre Antifragile, décrit l'antifragilité comme un processus qui va au-delà encore de la résilience et de la robustesse. L'être résilient résiste aux chocs et à l'adversité ; l'antifragile s'améliore face à l'adversité, qu'il considère positive pour son développement. L'antifragilité est une propriété des systèmes qui se renforcent lorsqu'ils sont exposés à des facteurs de stress, des chocs, de la volatilité, du bruit, des erreurs, des fautes, des attaques, ou des échecs. Et je pense qu'en cela se trouve bien résumé le chemin de la vie, qui est faite de surprises, de choses imprévues, de déceptions aussi ; vouloir l'inverse, c'est refuser la vie.

En prenant en compte cette donnée, il paraît vital de se préparer à ces évènements qui, quoi que l'on fasse, viendront tôt ou tard nous ébranler. Taleb avance que les choses sont soit fragiles, lorsqu'un seul et unique événement extrême les met en danger, soit robustes, quand elles sont capables de résister, soit anti-fragiles, quand l'accident les rend plus fortes.

Selon son intuition, c'est l'antifragilité, et non pas la robustesse, qui est la vertu essentielle à la survie. Par exemple, ingérer une très petite dose de poison ou encore jeûner, cela peut renforcer paradoxalement l'organisme.

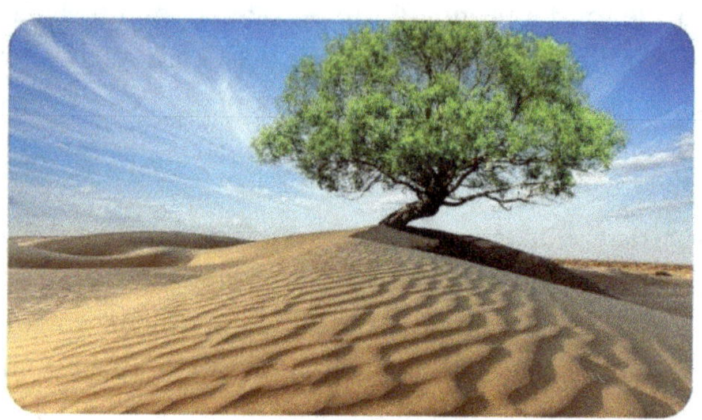

Il y a, selon moi, une autre notion essentielle pour nous aider à faire face au fléau lié au chlordécone, c'est la responsabilité ; car on aura beau tourner le problème dans tous les sens, en dépit des circonstances qui peuvent nous affecter, que l'on soit seul(e) ou en groupe, nous sommes responsables des choix que nous faisons. Dans la même lancée, l'être humain a en lui quelque chose de merveilleux : la conscience. Il a conscience de sa mortalité, donc il ne se contente pas de vivre, mais se bat pour exister, comme le disait le philosophe Heidegger. Nous sommes donc responsables de nos choix, de ce que nous mangeons, des exercices que nous faisons, du soin que l'on apporte à notre sommeil, à nos relations...

De façon vraie, je me sens pleinement partisan de ceux qui se battent pour que nos voies soient entendues auprès du Gouvernement français, et pour que réparation soit donnée face aux torts commis sur nos terres. Mais je crois que se contenter de demander justice et réparation, bien que cela représente un combat véritablement noble et légitime, ne fera pas de miracle pour soulager nos blessures et récupérer la qualité de notre environnement. Notre histoire est dure, lourde à porter, mais je pense qu'elle ne doit en aucun cas nous freiner...

Il n'existe pas de compléments naturels extraordinaires pour éradiquer la présence du chlordécone dans nos corps, ni de plantes ou de protocoles spécifiques. A long terme, et avec des méthodes qui, je l'espère, seront peu à peu proposées par la science, une diminution de cette molécule dans les sols pourrait être envisagée, notamment pour les générations futures.

En revanche, ce qu'il y a de magique, c'est ce qui se passe tous les jours au sein de notre organisme à notre insu, en dehors de notre volonté ou même de notre champ de compréhension. Je parle de tous les processus métaboliques que notre formidable machine met en place pour maintenir en nous la vie : regroupés sous le terme de néguentropie. L'entropie se caractérise par la dégradation de l'énergie, la force qui augmente le désordre, tandis que la néguentropie se définit comme la force qui lutte pour préserver la vie…

CONCLUSION

L'existence est le théâtre de la lutte acharnée entre la puissance écrasante du temps sur toute chose, vivante ou non, et la volonté de persévérance dans l'existence : c'est le conatus mis en lumière par le philosophe Spinoza, l'élan vital dont parlent les médecines ancestrales, le souffle de vie. Le conatus, c'est aussi cette force qui anime toute chose qui existe, c'est l'impulsion intérieure qui pousse toute chose et tout être vivant à persévérer dans son existence.

Lorsque nous mangeons un aliment par exemple, il se passera des milliards de réactions afin que celui-ci soit assimilé et en quelque sorte, "devienne nous". Il en est de même pour les éléments indésirables comme le chlordécone. Reconnaissance, communication, stockage, tri, prise en charge par les cellules adéquates, traitement par les molécules de conjugaison, transfert vers la bile, évacuation, élimination ou non via, de préférence, les selles... Autant d'actions importantes dont nos corps se chargent.

Ce que l'on est en mesure de faire et qui est en notre pouvoir, je dirais même en notre devoir, c'est d'honorer la magie du vivant, et surtout de respecter et de mettre notre organisme dans les bonnes conditions pour l'aider à se maintenir en vie. Le corps ne demande qu'à être dans un environnement favorable à la vie, et quel meilleur environnement que celui de la nature ? Il s'avère que la définition de la naturopathie soit justement « le chemin vers la nature » ...

D'autre part, avant de vous laisser, j'aimerais partager avec vous un concept originaire de la Grèce antique, le stoïcisme, qui est une philosophie de l'action. Les stoïciens nous proposent dans leur approche une façon de se comporter face à la vie et à ses péripéties pour atteindre le bonheur et la paix intérieure.

Selon eux, les mesures gouvernementales et politiques, par exemple, ne dépendent pas directement de moi ; faire des choix conscients sur mon alimentation et mon environnement, cela dépend de moi. Faire des choix et les assumer est une preuve de bravoure. Il est très humain et très confortable d'avoir un coupable à désigner, cela permet de se décharger du poids de toute responsabilité. Mais un peuple peut-il évoluer en maintenant la croyance fataliste selon laquelle il ne peut rien face au sort ?

Il y a une croyance collective et traditionnelle qui consiste à dire que défendre la cause des opprimés impliquerait d'élever la voix auprès du pouvoir en marche. Défendre la cause des opprimés, ce serait dénoncer les oppresseurs. Pour Etienne de La Boétie, poète et juriste français du XVI siècle, les responsables de la domination, ce sont les dominés, quel que soit la forme d'injustice vécue. Message plutôt dur à avaler, je nous l'accorde...

Car La Boétie ne cherche pas de coupable extérieur. Reprocher à un oppresseur d'être un oppresseur, selon lui, ne fait pas avancer les choses, mis à part confirmer à l'oppresseur qu'il est puissant. D'ailleurs, nos ancêtres esclaves ne se sont pas libéré de leur entrave par la grâce et la bonté de leur oppresseur...

Le mal est-il accidentel, ou conscient ? Quoi qu'il en soit, "que la force me soit donnée de supporter ce qui ne peut être changé, le courage de changer ce qui peut l'être et la sagesse de distinguer l'un de l'autre", comme disait le philosophe Marc Aurèle. Que doit-on accepter ? Ce qui ne dépend pas de nous, car refuser ce qu'on ne peut pas changer, je pense que c'est se condamner à une vie de malheur. Que peut-on changer ? Ce qui dépend de nous, ce sur quoi nous avons un pouvoir d'influence par nos décisions, actions, et paroles.

Pour les stoïciens, la véritable intelligence ne se situe pas dans le fait d'accepter ou de rejeter des principes évidents, mais dans notre pouvoir de discerner là où ils s'appliquent et là où ils ne s'appliquent pas. Le monde est régi par des lois, les lois physiques notamment, et nul ne peut aller à l'encontre de celles-ci. Il ne vous viendrait pas à l'idée de sauter d'un immeuble par exemple, ou nous n'allons pas essayer de voler, nous savons que nous n'avons pas ce pouvoir. Cet exemple peut paraître saugrenu, mais on peut le transposer à notre vie quotidienne.

La société occidentale de notre époque nous pousse à vouloir avoir le contrôle sur tout, surtout sur les autres, mais nous ne pouvons pas tout contrôler. Et c'est se condamner à la souffrance que d'espérer vainement, c'est miser sur des numéros et tomber dans la déception quand ils ne sortent pas. En cela, se trouve une leçon de vie pour apprendre à mettre notre énergie sur ce qui dépend de nous.

Il s'avère nécessaire d'avoir un état d'esprit qui permette à l'échec, la difficulté, le poids de l'histoire, de devenir des ressources, des ressources pour aller plus loin, pour se dépasser et devenir des exemples pour les générations futures. Notre histoire antillaise peut être une opportunité incroyable de devenir meilleurs, de nous engager dans un mode de vie beaucoup plus respectueux des environnements aquatique et terrestre, parce que nous n'avons, selon moi, pas d'autres choix. Trier ses déchets, coller une étiquette "stop pub" sur sa boîte aux lettres, ne rien jeter par terre, éteindre les appareils électriques la nuit, débrancher les chargeurs lorsqu'ils ne sont pas en fonction, cultiver son petit potager, réduire sa consommation de produits animaux, faire son compost, etc. La liste est longue, mais chaque jour, nous pouvons nous engager sur le plan écologique par nos actions et notre comportement qui influencent notre environnement naturel et humain.

Aujourd'hui, 75 % des terres agricoles dans le monde servent à élever du bétail, c'est-à-dire à nourrir des bêtes qui serviront ensuite à nous nourrir. Notre mode de vie carnivore, plutôt réservé à une poignée de privilégiés, exerce une pression telle sur notre planète qu'il déstabilise les écosystèmes. Destruction de la biodiversité et déforestation, émissions de gaz à effet de serre et changements climatiques, pollution des cours d'eau, mainmise des multinationales au détriment des petits agriculteurs, mais aussi cruauté fréquente envers les animaux et impacts néfastes sur la santé humaine… Notre consommation effrénée de viandes et de produits laitiers issus de l'élevage industriel a des effets délétères à bien des égards.

Soutenir les petits producteurs dans leur démarche écologique apparaît comme une solution d'avenir pour avoir un impact direct sur notre économie antillaise. Cette démarche permet surtout de recréer des liens avec celui qui nous nourrit, de se réapproprier savoir et culture, de renforcer l'attachement à notre histoire et nos traditions, et pourquoi pas, de favoriser le troc.

Etienne de La Boétie, avec ses idées révolutionnaires, recommande de sortir du système capitaliste qu'on nous propose et de créer le nôtre.

Je crois fermement en une Guadeloupe et une Martinique résilientes. Le mouvement est déjà en marche sur nos îles. Beaucoup d'entrepreneurs et d'associations proposent des solutions au consumérisme très intéressantes. De belles perspectives à l'horizon...

Ce livre, je l'espère, vous donnera des outils de compréhension et d'action afin de prendre en main votre hygiène de vie et votre santé face à la contamination au chlordécone. Ce scandale sanitaire est peut-être une porte d'entrée vers un macrocosme, un doigt pointé vers des problématiques bien plus profondes, comme notre rapport au monde et à la nature. Nous ne sommes pas des désarmés, nous avons tous une arme qui est la liberté. Mais celle-ci peut se retourner contre nous si nous la déléguons, car la responsabilité d'agir, nous savons que nous ne pourrons jamais l'attribuer à autrui.

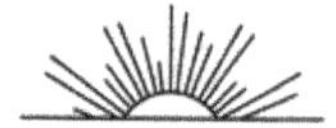

BIBLIOGRAPHIE

- Innovations Agronomiques 16, 2011, Institut National de la Recherche Agronomique (p.22)

- Pierre Sabatier, Evidence of chlordecone resurrection by glyphosate in French West Indies, Environnmental Science and Technology, 28 janvier 2021 (p.23)

- Rak le media (p.25)

- Luc Multigner Chlordecone exposure and adverse effects in French West Indies populations, 2016 (p.27)

- Chlordecone and organochlorine compound levels in the French West Indies population in 2013-2014 (p.27)

- In Utero Chlordecone Exposure and Thyroid, Metabolic, and Sex-Steroid Hormones at the Age of Seven Years: A Study From the TIMOUN Mother-Child Cohort in Guadeloupe, 2021 (p.28)

- Multigner L, Ndong JR, Giusti A, Romana M, Delacroix-Maillard H, Cordier S, Jégou B, Thome JP, Blanchet P. Chlordecone exposure and risk of prostate cancer. J Clin Oncol 28 :3457-62, 2010.Prostate Cancer Cells (2021 Oct;24 Epub 2021 May 11) (p.87)

- Brureau L et al. Endocrine Disrupting-Chemicals and Biochemical Recurrence of Prostate Cancer after Prostatectomy : A cohort study in Guadeloupe (French West Indies). Int J Cancer. 2019 Mar 20. doi : 10.1002/ijc.32287 (p.87)

- Inserm. Pesticides et effets sur la santé. Nouvelles données. Éditions EDP Sciences, 2021 (p.88)

- Anses. (2021) Expertise sur les pesticides incluant le chlordécone en lien avec le cancer de la prostate en vue de la création d'un tableau de maladie professionnelle ou de recommandations aux comités régionaux de reconnaissance des maladies professionnelles(CRRMP) (Saisine 2018-SA-0267). Maisons-Alfort : Anses, 332 (p.88)

- P.Boyle et al., « Updated Meta- analysis of clinical trials of serenoa repens extract in the treatment of symptomatic benign prostatic hyperplasia", BJU International, Avril 2004 (p.90)

- Perkins, E. G. and M. D. Erickson. "Deep Frying, Chemistry, Nutrition, and Practical Applications," Edited by E. G. Perkins and M. D. Erickson. AOCS Press. Champaign, IL, USA. 1996. (p.90)

- List, G. R. and D. R. Erickson. "Bailey's Industrial Oil and Fat Prod¬ucts." Edited by T. H. Applewhite, John Wiley and Sons. N.Y, USA. 1985. pp. 275-277. (p.92)

- Granica S., Piwowarski J.P., Czerwińska M.E., Kiss A.K. Phytochemistry, pharmacology and traditional uses of different Epilobium species (Onagraceae) : A review. J. Ethnopharmacol. 2014 (p.92)

- Vitalone A., Allkanjari O. Epilobium spp : Pharmacology and Phytochemistry. Phytother. Res. 2018 (p.92)

- Yoshida T., Yoshimura M., Amakura Y. Chemical and Biological Significance of Oenothein B and Related Ellagitannin Oligomers with Macrocyclic Structure. Molecules. 2018 (p.92)

- Jayaprakasam B., Seeram N.P., Nair M.G. Anticancer and antiinflammatory activities of cucurbitacins from Cucurbita andreana. Cancer Lett. 2003 (p.92)

- Balbino S., Doric M., Vidakovic S., Kraljic K., Škevin D., Drakula S., Voucko B., Cukelj N., Obranovic M., Curic D. Application of cryogenic grinding pretreatment to enhance extractability of bioactive molecules from pumpkin seed cake. J. Food Process Eng. 2019 (p.92)

- Cho Y.H., Lee S.Y., Jeong D.W., Choi E.J., Kim Y.J., Lee J.G., Cha H.S. Effect of pumpkin seed oil on hair growth in men with androgenetic alopecia : A randomized, double-blind, placebo-controlled trial. Evid.-Based Compl. Alt. Med. 2014 (p.92)

- Gossell-Williams M., Davis A., O'Connor N. Inhibition of testosterone-induced hyperplasia of the prostate of sprague-dawley rats by pumpkin seed oil. J. Med. Food. 2006 (p.92)

- Fornara P., Madersbacher S., Vahlensieck W., Bracher F., Romics I., Kil P. Phytotherapy adds to the therapeutic armamentarium for the treatment of mild-to-moderate lower urinary tract symptoms in men. Urol. Int. 2020 (p.92)

- Tsai Y.S., Tong Y.C., Cheng J.T., Lee C.H., Yang F.S., Lee H.Y. Pumpkin seed oil and phytosterol-F can block testosterone/prazosin-induced prostate growth in rats. Urol. Int. 2006 (p.92)

- Cicero A.F.G., Allkanjari O., Vitalone A., Busetto G.M., Cai T., Larganà G., Russo G.I., Magri V., Perletti G., della Cuna F.S.R., et al. Nutraceutical treatment and prevention of benign prostatic hyperplasia and prostate cancer. Arch. Ital. Urol. Androl. 2019 (p.92)

- Stahl W., Sies H. Lycopene : A biologically important carotenoid for humans ? Arch. Biochem. Biophys. 1996; (p.95)

- Salehi B., Sharifi-Rad R., Sharopov F., Namiesnik J., Roointan A., Kamle M., Kumar P., Martins N., Sharifi-Rad J. Beneficial effects and potential risks of tomato consumption for human health : An overview. Nutrition. 2019 (p.95)

- Kim II.S., Bowen P., Chen L., Duncan C., Ghosh L., Sharifi R., Christov K. Effects of Tomato Sauce Consumption on Apoptotic Cell Death in Prostate Benign Hyperplasia and Carcinoma. Nutr. Cancer. 2003; (p.96)

- Marit K. Zinöcker, 2018, The Western Diet–Microbiome-Host Interaction and Its Role in Metabolic Disease (p.116)

- Berkey antilles (p.143)

- Roux S : Biological effects of drinking-water mineral composition on calcium balance and bone remodelling markers. J Nutr Health Aging 2004, (p.147)

- Meunier PJ : Consumption of a high calcium mineral water lowers biochemical indices of bone remodelling in postmenopausal women with low calcium intake. 2005, (p.147)

- Interheart: A Global Case-Control Study of Risk Factors for Acute Myocardial Infarction, 2004 (p.153)

- Guiraud T, Juneau M et al. Optimization of high-intensity interval exercise in coronary heart disease, European Journal of Applied Physiology. 2010 (p.155)

- Westcott, Wayne. Resistance Training is Medicine : Effects of Strength Training on Health. Current sports medicine reports. 2012. (p.156)

- Lopez P, Taaffe DR, Galvão DA, Newton RU, Nonemacher ER, Wendt VM, Bassanesi RN, Turella DJP, Rech A. Resistance training effectiveness on body composition and body weight outcomes in individuals with overweight and obesity across the lifespan : A systematic review and meta-analysis. Obes Rev. 2022. (p.156)

- Cohen S. et al., Turner. Chronic stress, glucocorticoid receptor resistance, inflammation, and disease risk. PNAS, April 2, 2012. (p.156)

- Vollrath M, Wicki W, Angst J. The Zurich study. VIII. Insomnia : association with depression, anxiety, somatic syndromes, and course of insomnia. Eur Arch Psychiatry Neurol Sci. 1989. (p.157)

- Herring MP, O' Connor PJ, Dishman RK. The effect of exercise training on anxiety symptoms among patients : a systematic review. Arch. Intern. Med. 2010 ;170 :321–331. (p.166)

- Calabrese, E.J. (2001) Overcompensation stimulation : a mechanism for hormetic effects. Crit. Rev. Toxicol. 31, 425–470 (p.167)

- Li J, Zhang M, Loerbroks A, Angerer P, Siegrist J. Work stress and the risk of recurrent coronary heart disease events : A systematic review and meta-analysis. Int J Occup Med Environ Health. 2015 (p.169)

- Kurd BJ, Dar MI, Shoaib M, Malik L, Aijaz Z, Asif I. Relationship between stress and coronary heart disease. Asian Cardiovasc Thorac Ann. 2014 Feb (p.169)

- Puterman E, Lin J, Krauss J, Blackburn EH, Epel ES. Determinants of telomere attrition over 1 year in healthy older women : stress and health behaviors matter. Mol Psychiatry. 2014 Jul 29. (p.170)

- Martikainen K, Partinen M, Hasan J, Laippala P, Urponen H, Vuori I. The impact of somatic health problems on insomnia in middle age. Sleep Med. 2003 ;4 :201-206. (p.171)

- Sarah E. Jackson, Clemens Kirschbaum, Andrew Steptoe. Hair cortisol and adiposity in a population-based sample of 2,527 men and women aged 54 to 87 years. Obesity, 2017 ; (p.172)

- Jason P. Block, Yulei He, Alan M. Zaslavsky, Lin Ding, and John Z. Ayanian Psychosocial Stress and Change in Weight Among US Adults Am. J. Epidemiol. 2009 170 : 181-192; doi :10.1093/aje/kwp104. (p.172)

- Boyle NB, Lawton C, Dye L. The Effects of Magnesium Supplementation on Subjective Anxiety and Stress-A Systematic Review. Nutrients. 2017 Apr 26 ;9(5). (p.181)

- Brody S : A randomized controlled trial of high dose ascorbic acid for reduction of blood pressure, cortisol, and subjective responses to psychological stress. Psychopharmacology (Berl) 2002, 159(3) :319-324. (p.182)

- Ibarra A, Feuillere N , Roller M , Lesburgere E, Beracochea D. Effects of chronic administration of Melissa officinalis L. extract on anxiety- like reactivity and on circadian and exploratory activities in mice. Phytomedicine 2010 ;17 :397-403. (p.183)

- Andrew D Calvin, Rickey E Carter, James A Levine, Virend K Somers. Insufficient Sleep Increases Caloric Intake but not Energy Expenditure. Circulation. 2012; 125 : AMP030. (p.189)

- An Pan, Eva S. Schernhammer, Qi Sun, Frank B. Hu. Rotating Night Shift Work and Risk of Type 2 Diabetes : Two Prospective Cohort Studies in Women. PLoS Medicine, 2011; 8 (12) : e1001141. (p.189)

- Rachel Leproult, Eve Van Cauter ; Effect of 1 Week of Sleep Restriction on Testosterone Levels in Young Healthy Men. (p.190)

- Junxin Li, Pamela Z. Cacchione, Nancy Hodgson, Barbara Riegel, Brendan T. Keenan, Mathew T. Scharf, Kathy C. Richards, Nalaka S. Gooneratne. Afternoon Napping and Cognition in Chinese Older Adults : Findings from the China Health and Retirement Longitudinal Study Baseline Assessment. Journal of the American Geriatrics Society, 2016; DOI : 10.1111/jgs.14368 (p.191)

- Scott Pore, Drug and chemical toxicology , Detoxification of Chlordecone Poisoned Rats with Chlorella and Chlorella Derived Sporopollenin, 09/ 2008 (p.214)

- Achiraman S., SankarGanesh D., Kannan S., Kamalakkannan S., Nirmala N., Archunan G. Response of male mice to odours of female mice in different stages of oestrous cycle : self-grooming behaviour and the effect of castration. Indian J (p.219)

- Asaba A., Hattori T., Mogi K., Kikusui T. Sexual attractiveness of male chemicals and vocalizations in mice. Front. Neurosci. (p.219)

- Richardson M.L., Bowron J.M. The fate of pharmaceutical chemicals in the aquatic environment. J. Pharm. Pharmacol. 1985; (p.228)

- Bottoni P., Caroli S. Presence of residues and metabolites of pharmaceuticals in environmental compartments, food commodities and workplaces : A review spanning the three-year period 2014–2016. Microchem. J. 2018; (p.229)

- D'Orazio J, Jarrett S, Amaro-Ortiz A, Scott T. UV radiation and the skin. Int J Mol Sci. 2013 (p.223)

- Halliday GM. Inflammation, gene mutation and photoimmunosuppression in response to UVR-induced oxidative damage contributes to photocarcinogenesis. Mutat Res. 2005 (p.224)

- Msezane A.Z., Felfli Z., Sokolovski D. Novel mechanism for nanoscale catalysis. J. Phys. B. 2010;(p.230)

ME RETROUVER

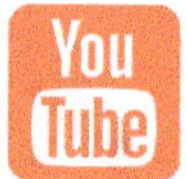 Jean-noël Nirdé

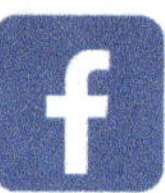 Jean-noël Nirdé

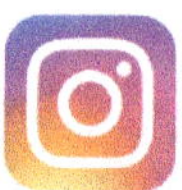 jean_noel.nirde

 www.jeannoel.info